老年常见病防治手册

肿　瘤

吕文光　李维廉　主编

华 龄 出 版 社

责任编辑：林欣雨
封面设计：魔弹文化
责任印制：李未圻

图书在版编目（CIP）数据

肿瘤/吕文光，李维廉主编. —北京：华龄出版
社，2013.1
（老年常见病防治手册）
ISBN 978-7-5169-0260-8

Ⅰ.①肿… Ⅱ.①吕…②李… Ⅲ.①肿瘤－防治－
手册 Ⅳ.①R73-62

中国版本图书馆 CIP 数据核字（2012）第 300074 号

书 名：肿 瘤
作 者：吕文光 李维廉 主编
出版发行：华龄出版社
印 刷：三河科达彩色印装有限公司
版 次：2013 年 1 月第 1 版 2013 年 1 月第 1 次印刷
开 本：710×1000 1/16 印 张：12
字 数：130 千字 印 数：1～3000 册
定 价：20.00 元

地 址：北京西城区鼓楼西大街 41 号 邮编：100009
电 话：84044445（发行部） 传真：84039173

《老年常见病防治手册》编委会

主　编　吴咸中

编　委　（以姓氏笔画为序）

王兴民　王　洁　王存选　白人骁　吕文光
刘恩顺　朴　哲　孙增涛　朱思伟　李维廉
李方儒　李勇健　张志宏　张　虹　金银龄
赵　凯　党　群　唐艳萍　徐　勇　徐　玲
常宝成　常　柏　龚　瑾　潘从清

编写人员　（以姓氏笔画为序）

丁　莎　马宝杰　牛　薇　牛秀伟　王　超
王存选　王　辉　王凤玮　付　敏　吕文光
刘恩顺　刘继威　刘冉录　刘美玉　刘　佳
牟广韬　朴　哲　乔宝民　孙增涛　孙文强
朱思伟　陈　明　李维廉　李方儒　李永健
李树颖　李小娟　李继海　李瓦里　李　健
杨俊华　杨菊红　杨　阔　张志宏　张　虹
张　萍　张世姝　金　喆　金　彦　庞　雁
单春艳　封继宏　郝　剑　姚　嬙　赵　凯
赵永捷　党　群　郭庆捷　郭思佳　郭晓荣
高　陆　高　晟　顾芳芳　贾　宁　秦玉坤
唐艳萍　徐　勇　徐　玲　崔莉红　曹振华
常宝成　常　柏　龚　瑾　董　阳　韩秀江
窦　钊　蒿俊行　廉　富　蔺　宇　潘从清
魏葆琳

编　务　高颖　邢成思

序

随着社会的进步、经济和医学的发展，人的预期寿命不断提高，我国已经进入老龄化社会，据相关部门统计，我国 60 岁及以上老年人已达 1.85 亿，占总人口的 13.7%。老年人是许多疾病的高发人群，对医药保健知识需求较高，老年病的防治问题日益突出。为此我们编写了这套丛书。

本丛书共包括 10 个分册，各个分册都由本学科知名专家担任主编，他（她）们都曾参与《实用老年中西医结合治疗学》的编著工作，其学识水平、临床经验和文字水平都为丛书的编写奠定了坚实基础。为了让没有医学背景的老年朋友也能顺利地理解和运用常见老年病的防治知识，各个分册都采取问答形式，尽量浅显而详细地介绍不同疾病的基础知识、致病原因、临床表现、诊断要点、实用中西医疗法及相关心理、饮食、运动等预防方法，以便让广大读者看得懂、用得上、有实效。有条件的读者还可在阅读本丛书的基础上，参阅相关书籍，以拓展知识、加深理解。大家既做健康教育的受益者，又做健康教育的推广者，利己利人，善莫大焉。

老年人的幸福安康是社会文明和谐的重要标志。我国历来有尊老敬老的优良传统。"老吾老以及人之老"曾做为世界大同的一个重要标志，祝老人"寿比南山不老松"更是人人皆知的美好祈愿。我相信这套丛书的作者们一定能秉承仁者之心，传播济世仁术，为促进老年健康幸福发挥聪明才智，做出精诚贡献。

　　老年人是社会的宝贵财富，健康是老年人"老有所为，老有所乐"的基本条件。科学养生，无病早防，有病早治，是保持健康、延缓衰老的基本途径。就我个人体会而言，保持心态平和愉悦，维持健康规律的生活习惯，是我们老年人最应该注意而且能够做到的事情，于健康有大益，于家庭有大益，于社会有大益。在此，我衷心希望广大读者，特别是老年朋友，能通过阅读本书广博知识，开阔胸襟，因人制宜，学以致用，美意延年，尽登寿域。

　　因时间仓促，本丛书还会有一些不尽如人意之处，恳请读者和同道不吝指正。

吴咸中

2011.12

前　言

　　改革开放，我国人民不但生活水平得到了明显提高，城乡居民寿命也获得显著的增长。随着我国人口老龄化，老年人群肿瘤发病率和死亡率也会逐年递增。据调查显示，我国肿瘤发病率和死亡率均在55~60岁阶段开始呈大跨度上升，65岁年龄组比55岁年龄组翻了一番，75岁年龄组比55岁年龄组翻了两番，85岁年龄组比55岁年龄组翻了三番。因此，大力开展宣传和科普教育，根据老年人的生理、疾病特点，制定合理的防治策略，达到改善老年肿瘤患者的生活质量，延长生存时间已成为医务工作者急待解决的重任。

　　尽管目前对癌症的病因与发病机理尚未完全认识清楚，但经过多年来中外科学家的共同努力，已对不少恶性肿瘤的来龙去脉和影响其发生、发展的危险因素认识越来越清楚。不少研究资料表明，恶性肿瘤中大约15％左右是由内因即遗传基因所决定，目前尚难加以很好控制，而另外80％左右则是由外因所决定，包括不良的生活方式和不良的生活环境等造成，针对这些外因人们可以通过自身的努力去避免它、杜绝它和改变它。正如古希腊谚语中所说："最好的医生是自己。"

　　目前我国城市中大约每死亡4个人中就有1个是因患癌症致死。当前不少人之所以"谈癌色变"，主要是由于人类还没有很有效的办法根除癌症的发生和根治癌症的复发和转移。产生这种心情自然可以理解。世界卫生组织明确提出，1/3癌症是可以预防的，1/3癌症通过"三早"（即早发现、早诊断、早治疗）是可以治愈的，还有 1/3 癌症可以通过现有多学科综合治疗，减轻痛苦，提高生活质量，延长生命。

摆在我国肿瘤界同仁面前的任务仍十分艰巨，不但要动员全社会改变不良生活习惯，控制环境污染，减少恶性肿瘤发生，还要大力宣传防治肿瘤的科普知识，帮助广大人民群众提高认识，更好地正确面对这一疾病，并与医务人员合作共同去战胜恶性肿瘤。

参加本书编写的作者都是我们科室在临床第一线工作多年的医生、他们均具备较丰富的临床经验，现将他们在诊疗过程中所应对的常见几种恶性肿瘤患者较常提出的带有普遍性的问题，参考有关资料、结合自己经验，编写成了这本科普读物，希望该书能为癌症患者和他们的家人提供帮助。由于时间仓促和我们水平有限，疏误在所难免、祈望得到专家和读者的指正。

作者

2012.10

目　　录

为什么有的人会得癌症？

正常人每天都会产生 100~200 个"癌细胞"，它们产生后不多久就会被人体内的免疫细胞消灭，这样的人叫有癌无症。但是，当这些突变细胞的生长超越了免疫监视功能的限度，免疫细胞无法将它们杀灭时，癌症就产生了。

癌症是怎样形成的？

一旦成功逃逸机体免疫系统的监视，癌细胞就会疯狂地生长。其增殖速度用倍增时间计算，1 个变 2 个，2 个变 4 个，以此类推。越往癌症晚期发展得越快。

癌细胞从产生到被察觉还需要很长一段时间。当癌细胞增到 100 万个时，它的个头才有针尖那么大，不足以被常规检查所发现，当其数量达到 100 亿个时，直径有一公分大，才能被检查出。

从一个正常细胞转变为一个肿瘤细胞是一个长期、多阶段的复杂过程。

癌细胞对免疫系的作用是怎样的？

实验与临床研究表明，患上癌症后，机体的免疫功能会随着肿瘤的不断生长而呈进行性下降，尤其是晚期带瘤机体的各种特异性和非特异性的细胞与体液免疫功能均受到显著抑制，这就构成了肿瘤发展过程中恶性因果转化链上的重要一环。癌症越到后期，人体免疫力变得越弱，癌细胞则会变得更加猖狂、迅猛地破坏人体的组织器官。因此我们常会听到对晚期癌

肿瘤

1

症患者"最多还能活2个月、3个月"等的无情判决。

为什么老年人容易患癌症?

任何年龄的人都可能患癌症,只是随着人年龄增长愈易患癌。这可能与以下因素有关。

1. 发生癌症之前存在一个时间较长的潜伏期,致癌因素作用于人体后,并不是马上就会发病,往往要经过15～30年的"致癌潜伏期"。

2. 随着年老,人体的免疫功能逐渐下降,因而对病变的免疫监视作用也逐渐降低,尤其40岁之后。这种免疫功能的减弱,有利于肿瘤的发生和发展。

3. 年龄越大,接触致癌因素的机会也越多,而致癌因素对机体带来的影响也就会越来越大,如吸烟的人,吸烟的年限越长,患癌的可能性也就增大。

4. 老年人的肺癌、胃癌、前列腺癌、大肠癌、子宫颈癌等,可能引起源于老年人本身早已存在的各种慢性病症,比如慢性支气管炎、慢性胃炎和溃疡病、前列腺炎、肠息肉、子宫颈炎症等。

虽然老年人的组织衰退是不可遏止的,但可以争取避免癌症侵袭。如积极锻炼身体,提高体质及健康水平,养成良好的卫生习惯,注意饮食营养平衡,积极防治各种慢性疾病。做好保健工作,定期体检,争取早发现癌症,早治疗。

得了肿瘤如何进行心理调节?

1. 了解有关知识,正确认识肿瘤:我们可以比较一下周围的人们就可以发现治愈后的肿瘤病人其生活能力比严重的糖尿病、心脏病等患者要强得多，治愈后的肿瘤病人可以有正常的工作能力及轻松的生活。

2. 勇于面对现实，树立坚定信念：人的一生中谁都难免会患有这样那样的疾病，但在科学技术飞速发展的今天，随时都可能有新的抗癌药物或治疗技术被发现并用于临床，生命每延续一天，都可能会获得新的机遇和希望，如果患者在各种挫折下丧失了信念，精神也被打垮，那么即使是有希望治愈的疾病，最终也会无药可救的。

3. 提高心理素质，善于自我调节：患者要有信念癌症不再是绝症了，选择适合自己的方式尽量努力调节自己的心理状态，如气功、太极拳，各种游戏，看小说，看电视，听音乐，适当劳动，外出旅游，做自己乐意做的事，都是使身心松弛的好方法，有时会收到意想不到的好效果。若紧张焦虑的心情不能控制时，可适当地用点抗焦虑药或抗忧郁剂，如安定等，可帮助睡眠，对心理紧张有一定的作用，有利于肿瘤病人的治疗与康复。

什么是新辅助治疗？

临床上我们一般称术后预防复发转移的治疗为辅助治疗，相应来说，在手术前给予药物治疗或放疗，治疗有效后再行手术，所以术前的治疗称之为新辅助治疗，包括新辅助化疗、放疗和新辅助内分泌治疗。目的如下：

1. 将无法手术切除的病灶变为可切除；

2. 早期治疗微小转移灶；

3. 确定患者对治疗的反应，避免了术后的盲目治疗，有助于术后治疗计划的制定；

4. 避免对早期发生病情进展的患者采取局部治疗。

什么是化疗?

化疗即化学药物治疗癌症。这些特殊的药物可杀灭肿瘤细胞,有时称为细胞毒药物。目前已有超过 50 种化疗药物,如常用的有表阿霉素、阿霉素、柔红霉素、丝裂霉素、氟脲嘧啶脱氧核等。这些药物经常以不同的强度联合应用。

不同的化疗药物作用机制不同,例如抗代谢类药多是模拟正常机体代谢物质如叶酸等的化学结构而合成的类似物,能与有关代谢物质发生特异性对抗作用,从而干扰核酸代谢,尤其是影响 DNA 的生物合成,产生抗癌效应。抗生素类的作用大部分是抑制 DNA、RNA 与蛋白质合成。化疗是治疗癌症的常用方法之一,对肿瘤有比较直接的抑制作用。

化疗有哪些不良反应?

化疗是肿瘤治疗的三大手段之一,化疗能够达到延长患者生存期、减轻患者痛苦、提高其生活质量的目的。部分患者通过化疗在内的综合治疗已能够治愈。

化疗在杀伤癌细胞的同时也会杀伤正常细胞,产生毒副作用,毒副反应主要分近期毒性和远期毒性:近期化疗毒性反应又分为局部反应和全身性反应,远期化疗毒性反应主要是生殖功能障碍及致癌作用、致畸作用等。常见的毒副作用如下:

局部反应

静脉炎、某些药物外渗轻者可造成局部组织红肿疼痛,重者局部组织坏死。

胃肠毒性

大多数化疗药物可引起胃肠道反应,表现为口干、食欲不振、恶心、呕吐，有时可出现口腔黏膜炎或溃疡。便秘、麻痹性肠梗阻、腹泻、胃肠出血及腹痛也可见到。

骨髓抑制

大多数化疗药均有不同程度的骨髓抑制。骨髓抑制早期可表现为白细胞尤其是粒细胞减少，严重时血小板、红细胞、血红蛋白均可降低，同时患者还可有疲乏无力、抵抗力下降、易感染、发热、出血等表现。在每次化疗前，都应该做血象检查，如果白细胞的数目低于（2.5～3）×10^9/L、血小板（50～80）×10^9/L，应该暂时停止化疗，遵照医生的医嘱使用升高血细胞药物。

免疫抑制

化疗药物一般多是免疫抑制药，对机体的免疫功能有不同程度的抑制作用。当免疫功能低下时，肿瘤不易被控制，反而加快复发或转移进程。

肝损伤

化疗药物可不同程度地损害肝脏细胞，出现谷丙转氨酶增高、胆红素上升、肝肿大、肝区疼痛、黄疸等，引起的肝脏反应可以是急性而短暂的肝损害，也可以由于长期使用化疗药，引起肝慢性损伤，如纤维化、脂肪变性、肉芽肿形成、嗜酸粒细胞浸润等。所以在使用化疗药前和用药过程中，要检查肝功能，及时发现问题，必要时停止化疗。

肾毒性

部分化疗药物可引起肾脏损伤，主要表现为肾小管上皮细胞急性坏死、变性、间质水肿、肾小管扩张，严重时出现肾衰。患者可出现蛋白尿、少尿或无尿，有的发生血尿、水肿、尿化验异常等。应在用化疗药前和用药过程中均要定期检查，发现问题，及时治疗。

肺毒性

少数化疗药物可引起急性化学性肺炎和慢性肺纤维化，临床可表现为发热、干咳、气急，多数病人急性起病，伴有粒细胞增多，甚至出现呼吸衰竭。应在用化疗药期间定期检查肺部情况，停药后还要注意随访。一旦发现肺部毒性反应，立即停止化疗并用激素治疗。

心脏毒性

有些化疗药物对心血管系统有毒性作用，临床可表现为心律失常、心力衰竭、心肌病综合症、心电图出现异常，严重的可发生心力衰竭。所以使用化疗药前及用药中应检查心电图，发现异常立即停药，及时治疗。

神经毒性

部分化疗药可引起周围神经炎，表现为指（趾）麻木、腱反射消失，感觉异常。有些化疗药物可产生中枢神经毒性，主要表现为感觉异常、振动感减弱、肢体麻木、刺痛、步态失调、共济失调、嗜睡、精神异常等。

脱发和皮肤反应

有些化疗药损伤毛囊，在应用肺癌化疗药后会出现脱发，脱发的程度通常与药物的浓度和剂量有关。出现脱发不必过分担忧，一般停药后，病人脱掉的头发会重新长出，皮肤的红斑、皮疹和色素沉着也会好转或消失。

化疗期间可能产生的不良反应主要取决于所接受的化疗方案、化疗药物的剂量、化疗的时间，以及患者的身体状况。不同的患者，治疗期间产生的不良反应会有差异。相同治疗方案由于患者个体差异也可以产生不一样的化疗反应，多数不良反应在化疗结束后都会消失，医生会在化疗同时配合一些辅助药物帮助缓解不良反应。

化疗前需要做哪些准备？

首先，要向主管医生了解一下自己的化疗方案，需要接受哪些化疗药物的治疗，这些药物是怎样给药的，需要几个周期，大概需要多长时间，化疗中会出现哪些不良反应，如何预防，如果出现该怎么办。化疗期间可以做哪些事情，不可以做哪些事情，在饮食上要注意那几点。其次，做好一定的心理准备，消除对化疗的恐惧，放松身心迎接治疗。最后，做好身体上的准备，尽量调整好饮食和睡眠，避免感冒，以最好的身体状态迎接治疗。

化疗患者的食补应注意什么？

在整个化疗的进程中，没有合理足够的营养保证，将不能顺利实施治疗计划。因而，无论在医院或在家，饮食护理都不可忽视。选择食物的原则是：高热量、高维生素、低脂肪的清淡饮食。注意增加口味，如甜、酸等可刺激食欲，减少化疗所致的恶心、呕吐、食欲不振。

1. 高蛋白饮食。主要是提高机体抵抗能力，为白细胞恢复至正常提供物质基础。高蛋白食物要选择禽蛋类，瘦肉类，动物肝、肾、乳类及豆类及其制品为宜。将高蛋白食物制成流质或半流质，易于消化和吸收。含维生素丰富的食物不宜烹调时间过长，以免损失维生素。

2. 高维生素饮食。维生素可以促进细胞的生长发育。有助于白细胞的分化和增殖，促使恢复正常。高维生素食物应选择酵母发面食品、谷类、花生、绿色新鲜蔬菜、水果、果汁等，以补充维生素 C、B 族维生素和叶酸等。

3. 严格消毒。此时病人易并发感染，故在制作食物时应严格消毒，决不吃生冷或不洁的食物。

放化疗期间白细胞减少该怎么办？

放化疗最常见的毒副反应之一就是骨髓抑制（如白细胞、血小板等减少），白细胞计数低于 $4 \times 10^9/L$ 为白细胞减低，临床可表现为乏力、嗜睡等，目前治疗白细胞减少手段是越来越多，口服升白药、注射集落刺激因子、输成分血等。口服升白药如鲨肝醇、利可君、肌苷等药物对升白有一定效果，但不确切；注射细胞集落刺激因子是最近一些年临床常用的方法，见效比较迅速，但停药后白细胞还会下降，故一般应用在白细胞较低的情况下。输注粒细胞悬液是直接补充白细胞的方法，是非常规治疗手段，除非病人骨髓抑制相当严重时且常规方法不能奏效时才应用。中医药治疗宜予养血生血为主，在化疗期间配合服用中药，能改善病人的不良反应，提高病人的生活质量。使治疗较连续进行，缩短治疗时间。

放疗中相关的基本常识有哪些？

放 疗

即放射治疗，俗称"烤电"、"照光"，是指采用放射线治疗肿瘤的一种方法，通常采用 X（γ）线、电子线或质子射线杀灭和损伤癌细胞。放疗是恶性肿瘤最主要的治疗方法之一，超过一半的肿瘤患者需要接受放疗。在接受单纯放疗或包含放疗的综合治疗后，数以万计的肿瘤患者被治愈。

定 位

在放射治疗计划设计中，采用特殊的 X 线影像技术精确地确定和标记治疗靶区的过程。为了保证治疗的准确性，在定位过程中常需采用"面罩"、"体罩"等体位固定技术。

放疗野

放射线指向并穿过的体内区域，也称作"射野"。

放疗计划设计

是指确定治疗靶区，选择合适的射线和设计合理的照射野，确定放疗的剂量等一系列过程的总称，其目的是保证放射线能最大程度地杀灭肿瘤，同时对身体正常组织的影响最小。

常规模拟机

用作放疗定位的 X 线机器设备。之所以叫作模拟机是因为其外形与放疗机器相像，能够模拟不同角度的照射野，但是不能实施治疗。通过模拟机产生的 X 线影像来定位和标记放疗靶区。

CT 模拟定位

通过 CT 扫描和图像的三维重建技术获得患者的影像资料，能够在三维空间显示肿瘤范围及其周围的正常组织，从而替代常规模拟机。CT 模拟定位是三维适形放疗和调强放疗等精确放疗计划设计的重要前提和基础。

加速器

也叫作直线加速器，能产生用于肿瘤治疗的高能射线。加速器是放射治疗最常用的治疗设备。

放疗敏感性

放疗敏感性是指肿瘤细胞或正常细胞受放射线影响的难易程度。增殖分裂快的细胞容易被放射线损伤，放射敏感性高。

常规分割放疗

是指放疗剂量 1.5～2.0Gy/次，5 次/周的常规放疗，适用于大部分恶性肿瘤的放射治疗。

非常规分割放疗

　　非常规分割放疗包括超分割放疗（增加放疗次数，降低每次放疗剂量，总疗程目的是在早期放疗反应相同或轻度增加的情况下，进一步减轻晚期放疗反应，而肿瘤的控制与常规分割放疗相同或更好）。加速分割放疗（增加每次或每天的放疗剂量，总疗程缩短，目的是减少因肿瘤在治疗过程中的增殖对疗效的影响），加速超分割放疗（增加放疗次数，降低每次放疗剂量，总疗程缩短，目的是减轻晚期放疗反应，同时减少因肿瘤在治疗过程中的增殖对疗效的影响）。

放疗能治疗哪些病？

　　1. 头颈部肿瘤：鼻咽癌、舌癌、其他口腔癌、鼻腔恶性肿瘤、筛窦癌、上颌窦恶性肿瘤、扁桃体癌、喉癌、涎腺恶性肿瘤、外耳及中耳癌、眼部肿瘤、甲状腺癌。

　　2. 胸部肿瘤：肺部肿瘤（小细胞肺癌、非小细胞肺癌、肺转移瘤）、纵隔肿瘤、胸壁和胸膜肿瘤、食管癌、贲门癌、乳腺癌。

　　3. 腹部恶性肿瘤：胃癌、结肠癌、胰腺癌、肝癌、胆道癌。

　　4. 泌尿系统肿瘤：肾癌、膀胱癌、前列腺癌、睾丸恶性肿瘤、阴茎癌。

　　5. 女性生殖系统肿瘤：宫颈癌、子宫内膜癌、卵巢恶性肿瘤、恶性滋养细胞肿瘤、外阴阴道癌。

　　6. 中枢神经系统肿瘤：恶性胶质瘤、髓母细胞瘤、生殖细胞瘤、恶性淋巴瘤、脑深部肿瘤或主要功能区肿瘤、脑转移瘤。

　　7. 造血系统恶性肿瘤：何杰金氏淋巴瘤、非何杰金氏淋巴瘤、蕈样真菌病、恶性肉芽肿、多发性骨髓瘤、白血病。

8. 软组织肿瘤：软组织肉瘤

9. 原发性骨恶性肿瘤：骨肉瘤、尤文氏瘤、骨巨细胞瘤、骨淋巴瘤、脊索瘤、骨纤维肉瘤、脊椎血管瘤、嗜酸性肉芽肿

10. 皮肤癌：恶性黑色素瘤

11. 转移瘤的治疗：骨转移、脑转移瘤、肝转移、肺转移病灶

12. 部分良性肿瘤或非肿瘤性疾病：疤痕增生、足底疣等。

有些早期恶性肿瘤单用放疗治愈率很高，如早期鼻咽癌、宫颈癌、声带癌、霍奇金淋巴瘤、皮肤癌等。早期食管癌、前列腺癌、舌癌等 5 年生存率都与手术相似。

一般到医院就诊的肿瘤患者 70％～80％已属中晚期，多数病人不能手术，或有手术禁忌，或不愿手术者，大多数需行放射治疗，而且不少患者疗效较好。放射治疗在肿瘤综合治疗中亦占有重要的地位，如与外科配合的术前、术中和术后放疗；与化疗科配合的化疗前、中及化疗后放疗；还有放疗、手术和化疗三者配合的综合治疗。但是放射治疗不能包治百病，从治疗目的上放疗分为单纯根治放疗或姑息放疗。

近十年来，放射治疗技术发展迅速、新的精确放疗的时代已经到来，普通放疗与三维适形和调强放疗相结合，大大扩展了放疗适应症的范围，提高了放疗对肿瘤的杀伤力，更有效地保护了正常组织，尤其是放疗与手术和化疗相结合的综合治疗的理论被认同并临床实施，显著地提高了肿瘤的临床疗效，因此，正确适时地把握放疗适应症对制定合理的综合治疗方案，提高肿瘤疗效是至关重要的。

晚期癌症出现骨转移应如何治疗？

大多数晚期肿瘤患者都有可能发生骨转移。针对骨转移的及时有效地治疗，能够提高患者的生存率和生活质量。下面详

细介绍临床针对骨转移的常见四种治疗方法：

放射性核素治疗

一些全身多发性骨转移的患者不宜进行放射治疗时，可采取放射性核素治疗。放射性核素可以减少骨转移造成的骨质破坏、溶解，并可消除或减轻由于骨转移导致的剧烈疼痛，同时抑制骨转移灶的发展。但因为它也可造成骨髓抑制反应，原则上不和化学治疗同用，并需定期观察白血球变化。

药物治疗

骨转移的药物治疗是整个治疗过程中必不可少的。一般而言，一些西药也可以用于治疗骨转移，如双膦酸盐骨磷、博宁、阿可达等磷酸性药物，可以对抗转移性骨肿瘤的溶骨作用，降低发生病理性骨折的危险性。麻醉性止痛药如盐酸吗啡、硫酸吗啡等可明显缓解骨转移导致的疼痛，提高病人的生活质量。

放射治疗

骨转移的治疗方法中，以放疗的效果较好，对于孤立性骨转移灶，在原发病灶经化学治疗控制、稳定后，可给予大剂量、短疗程的放射治疗，起到缓解疼痛并杀灭癌细胞、控制病灶发展的作用，防止病理性骨折。大量临床试验证明虽然放疗取得了非常好的止痛效果，但常引起骨髓抑制，造成血液的毒性反应而成为患者顺利治疗的阻碍。临床上常用中药配合放疗来治疗骨转移病人，可有效降低放疗的毒付作用，疼痛症状可得到有效缓解，止痛的总有效率达80%以上。

化学治疗

化学治疗在治疗原发病灶的同时亦能起到控制骨转移的发展、缓解疼痛的作用，因而不仅可以止痛，而且可以杀灭癌细胞，控制其生长。

什么是肿瘤生物治疗？

肿瘤生物治疗是应用生物技术调节和增强肿瘤患者机体的免疫防御机制，杀伤肿瘤，有效清除病人体内残存肿瘤细胞的一种新兴肿瘤治疗手段。它是运用生物技术和生物制剂对从病人体内采集的免疫细胞进行体外培养和扩增后回输到病人体内的方法，来激发、增强机体自身免疫功能，从而达到治疗肿瘤的目的。肿瘤生物治疗是继手术、放疗和化疗之后的第四大肿瘤治疗技术。

目前，国内外免疫细胞治疗多使用 DC 及 CIK 两种细胞或两种细胞之一，实践结果证明，使用 DC 及 CIK 技术在临床疗效方面仍然有比较大的提升空间。基础和临床前研究证明，利用各种免疫细胞（DC、CD3AK、CIK、NK 细胞）不同的杀瘤机制，发展多细胞、多途径、多疗程和多手段综合治疗恶性肿瘤可以起到更好的杀伤肿瘤的效果，是目前细胞治疗技术发展的新方向。

生物疗法在治疗恶性肿瘤中起何重要作用？

长期临床经验积累证明单一学科、单一治疗手段已经难以包揽恶性肿瘤（即癌症）的治疗任务，恶性肿瘤的根治性治疗需要多学科、多手段的综合治疗。肿瘤生物治疗是对手术、放化疗不能清除干净癌细胞的一个重要补充，对肿瘤干细胞和其他处于非增殖期的肿瘤细胞均有明显的杀伤作用。它能够清除手术不能清除的微小残留灶；能够杀灭化疗药物不能够杀灭的休眠期肿瘤细胞。因此，在肿瘤的综合治疗方案中，肿瘤生物治疗成为提高肿瘤治愈率的一项非常关键的措施。

生物治疗的适应症有哪些？

肿瘤生物免疫疗法适用于多种实体肿瘤，包括恶性黑色素瘤、前列腺癌、肾癌、膀胱癌、卵巢癌、结肠癌、直肠癌、乳腺癌、宫颈癌、肺癌、喉癌、鼻咽癌、胰腺癌等实体瘤手术后防止复发，也可以用于多发性骨髓瘤、B淋巴瘤和白血病等血液系统恶性肿瘤的复发，还可以用于上述肿瘤的进一步巩固治疗，达到延长生存期、提高生活质量和抑制肿瘤恶化的目的。但生物治疗不适用于T细胞淋巴瘤患者、器官移植后长期使用免疫抑制药物和正在使用免疫抑制药物的自身免疫病的患者。

生物治疗有哪些优势？

手术、化疗、放疗联合生物免疫治疗，可以精准清除残余肿瘤细胞，防复发、防转移，提升患者生存质量延长生存时间，快速恢复手术造成的免疫损伤，提高手术成功率；清除术后残余癌细胞，防转移、复发；减轻化疗药物的免疫抑制作用；增强放化疗耐受性，减少放化疗毒副作用；降低痛苦，提高病人的生存质量。

鼻咽癌是怎么回事？

鼻咽周围就像坑洼不平的、不规则的六面体一样，做手术的难度很大，所以鼻咽癌不适合手术治疗。最好用放射线去治疗即放疗，也就是老百姓说的"烤电"。因为早期患者单纯"烤电"就可以取得很好的效果，能够存活5年以上的几率可达80％以上；如果同时配合化疗疗效则更佳。晚期患者需要放疗配合其他治疗，但是疗效就会差一些，活5年的机会仅仅50％左右。所以越早治疗越好。

哪些人种易患鼻咽癌？

鼻咽癌发病具有明显地域差异和种族差异。在地域上主要分布于东南亚以及我国的东南沿海城市和地区。从南向北，发病率逐渐降低，其中广东省部分地区鼻咽癌发病率男性达30/10万以上，女性也超过15/10万。上海的总发病率大约10/10万。北方省份的发病率约3/10万。从种族分布来看，黄种人易得此病。

鼻咽癌早期症状有哪些？

由于鼻咽癌的位置特殊且隐蔽。因此，早期常常不易被察觉，但并不是没有蛛丝马迹。由于它的前面通向鼻腔，往下又连着咽部，因此，早期就有吸鼻后痰中带血或鼻涕中带血现象。有时候痰中或鼻涕中仅有少量血丝，时有时无。

第二个可能的现象就是鼻子不通气。这种情况可轻可重，可因肿瘤大小程度不同而不同，多为一侧性鼻塞。若肿瘤进一步发展可出现双侧性鼻塞。

再一个情况就是单侧性耳鸣或听力下降，有的也伴随耳道流水、发炎，这也是早期鼻咽癌症状之一。有的病人一开始就表现为头痛，头痛部位不固定。对于看东西呈双影、眼睛向内斜视、眼睑下垂、眼球固定，甚至视力减退或消失的，也要考虑有鼻咽癌的可能。

此外，出现面部皮肤发麻、伸舌偏一边情况的也要考虑此病的可能。最后一个现象就是颈部出现肿块的情况，尤其是肿块长在耳垂下方的，这也可能是鼻咽癌的一个症状表现。一旦出现上述蛛丝马迹应该做进一步检查。

怀疑得了鼻咽癌要做哪些检查？

对于有血涕、鼻塞、头痛、耳鸣、耳聋、颈部肿块等症状的患者，要首先考虑鼻咽癌的可能性，积极进行全面检查。首先要检查纤维鼻咽镜，这是一个确诊鼻咽癌的好方法。千万不要惧怕此方法。此外，经鼻腔或口腔钳取病变部位活组织做病理检查也是一种较直接的办法。CT也可显示鼻咽部小的软组织隆起、肿块。另外，就是抽血检查血清中的EB病毒，也可作为辅助鼻咽癌的一种诊断方法。磁共振成像检查（MRI）的方法对确定鼻咽肿瘤的大小范围、放疗的范围有很大的帮助。

鼻咽癌患者应该吃什么食物？

1. 多选用清热、解毒、养阴生津的食物，并能归入肺、肝经的食物。不论何期，均应注意食品的多样及烹调的考究，以利于患者摄入足够的营养素。

2. 配餐辅食应少用生湿化痰、粘腻重浊、肥甘醇酿多选用有化痰散结功效的食品，如海带、紫菜、龙须菜等。出现头晕目眩、耳聋口苦、急躁易怒等肝火上炎症状时，宜选清肝泻热、滋阴潜阳之品以减轻症状，如菊花代茶、决明子茶，食用苦丁茶。

3. 放疗期间要鼓励病人多饮水，喝淡饮料、果汁、牛奶等。主食应以半流食或软烂食物为好，副食方面要多吃新鲜蔬菜、水果。饮食口味要清淡甘润，又不宜过饮生冷，以免生寒伤胃，口含话梅等可刺激唾液分泌，减轻干燥症状。

4. 忌食辛、辣之品，如不食辣椒、胡椒、狗肉、鹿肉等温热之物，慎用芥末，少用热性补药，戒烟酒。

鼻咽癌能够预防吗？

1. 鼻咽癌病人有种族及家庭聚集现象，因此，家族中有人患过此病者要提高警惕，定时检查，以便早期发现，早期治疗。

2. 在饮食上要经常食用有防癌、抗癌作用的食品，如胡萝卜、南瓜、红薯等。多食新鲜绿色蔬菜、新鲜水果。吃富含维生素 A、维生素 E 的食物。少吃或不吃含亚硝胺的食品，如腌制的咸鱼、咸菜、咸肉等。

3. 不吸烟，不酗酒。

4. 加强个人防护，避免吸入有毒烟雾。

5. 注意个人卫生，防止病毒感染。

6. 适量参加体育运动，增强自身抵抗疾病的能力。根据个人身体状况制订运动方案，如散步、游泳等。

7. 40 岁以上的人进行健康检查时最好同时做鼻咽部检查。在鼻咽癌高发地区，有关部门应做好防癌普查、普治工作。

鼻咽癌患者放疗期间需要注意问题？

1. 在治疗过程中不需忌口，患者宜多服高维生素、高蛋白饮食，以加强营养，配合放疗。

2. 应保持照射区皮肤清洁，避免日晒、摩擦或机械性创伤，不滥用酸性、碱性、碘酒等药品，发现受照皮肤溃破时找医生处理。照射野标记线，必须清晰可见。每日可用水清洗皮肤，防止标记线洗掉，稍有模糊时要找医生用专用墨水重划，千万不要自作主张，自己描或家属划，以免造成治疗范围改动或不准确。

3. 一般患者均能顺利完成整个放疗过程，一些体质很差的患者，即使已不能接受手术或化疗，但亦可完成放疗。放疗过程中患者全身反应一般比较轻微，因照射部位及体积剂量不同，加之有体质差异，每个病人对治疗反应不尽相同，少数患者稍有乏力，食欲欠佳或有恶心感，另有少数病人白细胞下降。后一类病人主要是化疗后骨髓抑制，或大面积放疗所致，一般使用升白细胞的药物后，很快就会恢复。而单纯局部、小面积的放疗则无明显的白细胞下降。

放疗结束后为什么还要定期到医院复查？

所有的恶性肿瘤都有复发和转移的可能，而目前任何一种治疗都不能从根本上消除这种可能，只是减少复发和转移的机会。"烤电"治疗也同样如此。因此，患者在"烤电"结束后必须定期到医院复查，以便及早发现、及时治疗复发肿瘤。

有些肿瘤对放射线反应迟缓，放疗治疗期间消退不明显，而当达到足够照射量后肿瘤会渐渐消退。这种情况下患者应严格遵照医生的嘱咐定期到医院复查，以便根据情况作进一步治疗和处理。

放射线不但能杀伤肿瘤组织，对正常组织同样也有杀伤作用，而射线对一部分正常组织的损伤是迟发性慢性反应，在放射治疗结束后才逐渐表现出来。有些反应如果能及时发现并及时处理完全可以恢复，否则造成严重的后果，会影响患者的生活质量。所以，患者务必对复查给以足够的重视，切不要以为放疗结束了就万事大吉了。

复查的时间一般可以在治疗结束后的 3～6 个月，有些情况可以按医生的要求在治疗结束后一个月复查。以后每半年或一年复查一次。

鼻咽癌哪种情况需要手术治疗？

1. 病理类型为高分化鳞癌或腺癌、对放射不敏感的癌瘤，病灶局限在顶后壁或前壁、全身无手术禁忌症者可考虑对原发病灶的切除。

2. 对放疗后鼻咽或颈部还有肿瘤或肿瘤复发的，如局限在鼻咽顶后壁或前壁，无颅底骨破坏，一般情况较好，近期做过放疗不宜再照射者，可考虑切除病灶。

3. 颈部有残留或复发时，如范围局限、活动者可考虑做颈部肿块清除手术。手术宜早不宜晚，在放疗后 3～6 个月内及时处理，预后较好。

鼻咽癌放疗后复发了怎么办？

据统计，如果复发的鼻咽癌没有侵犯颅底骨质，术后 5 年可存活达 70％；如果侵犯骨质没有侵入海绵窦和颅内，术后 5 年只有 30％存活；如果已经侵入颅内或海绵窦，手术效果就很差。如果是局部复发可行第二次放疗但照射范围尽可能小，只做复发的部位，不做预防照射。因此，鼻咽癌病人放疗后要长期密切随访和复查，一旦发现复发，一定要及早采取措施，才能挽救生命，提高疗效。如果病情到了最严重时，手术和放疗已经不是最好的选择的时候，可以考虑化疗和其他手段。目的是提高生活质量，延长生存期。

鼻咽癌放疗后出现龋齿为什么不能马上拔除？

龋齿就是人们说的虫牙。平时有虫牙拔了没什么了不起，但放疗后不久拔牙就不同了。因为放射线在杀伤肿瘤的同时，也会对牙槽骨四周造成一定的伤害，拔牙导致的创面无法愈合，再加上放射线会对唾液腺造成损伤，使唾液分泌减少，口腔内酸度增加，细菌便于繁殖，易出现牙龈红肿、齿槽溢脓等。此时如果拔牙，上述症状会诱发颌骨骨髓炎。所以，近期接受放疗的鼻咽癌患者如出现牙痛，尽量采用保守治疗。如果需要拔牙最好在 3 年后，每次也只能拔一个，当创面完全愈合后，可拔除其他牙齿。

鼻咽癌放疗后为什么会出现口干？

鼻咽癌的患者放疗结束后，常会出现口腔没有唾液的感觉，吃饭的时候常常需要用水送才能把食物咽下去。其实这个问题医学上一直没有解决。原因何在呢？我们每个人平时口腔里有很多唾液，这些唾液来源于腮腺、颌下腺及舌下腺。放疗后这些腺体都受到射线不同程度的照射，从而导致了腺体萎缩造成分泌唾液的功能减退。所以会出现口干现象。

鼻咽癌患者为什么会头疼？

得了鼻咽癌会有头疼的症状。其疼痛特点为持续性疼痛，疼的部位常在颞部、头部两侧、头顶部及后脑海。其原因可以是血管神经反射性疼痛，也可以是三叉神经的某一分支在硬脑膜刺激反应引起，还可以是咽部的感染，最后一种可能是颅底骨质破坏或脑膜破坏。

喉癌的大概情况是怎样的？

喉癌是指发生于喉腔内的恶性肿瘤，它的早期表现是嗓子哑或嗓子不舒服，因此也容易早期发现。这是一组治愈率较高的癌症，一般来说男性比女性多一些。每年全国约有 4 万人得喉癌。由于喉是人的发音和呼吸器官，同时起吞咽保护作用。过去治疗主要强调根治癌症，随着治疗水平提高，目前则可达到在根治癌症同时，保留喉的功能。"让每一个喉癌患者都能讲话"已在一些大的治疗中心成为现实。

哪些人易得喉癌？

科学地讲，喉癌发生的真正原因尚不完全清楚，但吸烟已基本上肯定与喉癌发生有关系，在医院发现的喉癌患者几乎均为吸烟者。每天吸烟次数多与烟龄长的人患喉癌的机会就大。据统计，吸烟者患喉癌的危险是不吸烟者的 3～39 倍，重度吸烟者喉癌死亡率是不吸烟者的 20 倍。戒烟者患喉癌的危险度有下降。

喉癌与饮酒也有关，但同吸烟相比，饮酒只是较弱的相关因素，排除吸烟的危险度，只饮酒不吸烟的人患喉癌的危险度同不饮酒的人相比，危险度是 1.5～4.4 倍，长期抽烟加上嗜饮白酒的人患喉癌机会更多。

如何早期发现喉癌？

咽喉部不适不一定就是喉癌，但咽喉部不适如无其他原因且持续时间较长，就一定要到耳鼻喉科检查，排除恶性肿瘤的可能。有一位患者嗓子哑了有一个月了，喝水还有点呛，去耳鼻喉检查，诊断为声带癌。还有的患者一开始觉得嗓子不适，咽部有阻挡感，总觉得嗓子眼有东西，或患者颈部出现肿块。进一步检查原来得了喉癌。还有的患者就诊时已出现呼吸困难，吞咽困难。故特别提醒：有不适症状，一定要及时就医，不要自己盲目下结论。

治疗喉癌有哪些方法？

喉癌的治疗不外乎外科手术与放疗，化学药物治疗一般用于晚期患者。一般来讲，发生在声带上的小的癌瘤，可以选择二氧化碳激光的微创治疗或单纯放疗。这样治疗的好处是可保留很好的发声功能。两种治疗的效果差不多。再有就是局限在一侧的声带癌，也可选择半喉切除手术，将来也可保留一定的发音功能。发现再晚一点的喉癌，可进行全喉切除术。术后有一部分病人可以安装人工喉装置，进行交流说话，也有部分病人只能通过写字进行沟通交流了。因此要获得良好的治疗效果及生活质量，早期发现，早期治疗，是最关键的。

喉癌手术后是否还能讲话？

简单讲，喉癌手术分为喉全切除术和喉部分切除术。手术方式的选择要根据外科医生的检查结果初步定夺，但最终要在手术台上根据术中所见来决定。喉全切除术已有 100 余年历史，由于喉全切除术后患者要由颈部气管造口呼吸，口腔没有气流，不能发声语言，对患者生活造成很大困难。几十年来很多喉科专家想方设法，发展了多种喉部分切除术，可以在术后基本上保留喉功能，使患者能讲话，恢复正常生活，回归社会。

喉癌手术治疗目的与手术成功标准在于治疗后的高治愈率和生活质量。保留喉功能的喉部分切除术，治愈率并不低于全喉切除术，易于为患者接受。大部分患者术后语言应达到应用水平，在社会上交流无困难。这一要求是经过努力可以达到的。

为什么喉癌手术后鼻子闻味儿功能和食欲都差了？

一些晚期喉癌，目前唯一的治疗方法仍为喉全切除术。手术需要在颈部气管造口安装气管套管，进而使得鼻腔暂时没有气流，空气中的气味不能接触嗅觉器官，所以会失去大部分嗅觉功能，即闻不到气味，同时也就影响了食欲和消化功能。

喉癌切除术后的气管造口是不是都能闭合？

喉癌手术喉造口为的是暂时或永久性给患者一个呼吸的生命通道。半喉手术的病人带着气管套管通过一段时间的康复训练后，医生根据堵住气管套管后患者是否能正常呼吸 24 小时以上，决定拔除气管套管的时机。待颈前伤口愈合后，就能自如地通过鼻子和嘴喘气了。需要说明的是，并不是所有患者都能取掉气管套管，原因一是手术后喉腔过于狭小，堵住气管套管后不能正常呼吸。另外长期进食呛咳的，还不能拔除气管套管，闭合气管造口。总的来讲，气管套管的拔管率在 70%～80% 以上。对于全喉手术的病人，可能将永久性保留气管造口了。因此患者手术前要有思想准备。

喉癌的病人为何手术后会影响进食？

喉部分切除术后，喉的括约功能暂时失控，所以，术后都会有不同程度的误吸，会厌切除术后尤为明显。但此症为暂时性，锻炼后基本都能逐渐适应，症状会逐步消失。医生应向患者进行解释，开始宜进较粘稠的食物，少食多餐，逐步适应。

激光治疗有何好处，什么情况适合选择激光治疗？

激光治疗主要采用二氧化碳激光，由于组织吸收激光能量迅速和完全，数毫秒产生蒸发，从而达到气化、切割、凝固的作用。二氧化碳激光止血作用好，术后水肿轻，不必做气管切开和放置鼻胃管，避免了颈部手术疤痕。应用于早期喉癌，省时又较经济，符合现代"微创"外科原则，越来越得到重视，适应症有逐步扩大的趋势。激光治疗后的患者生活质量较高，发音质量好。与单纯放疗相比，节约了时间和费用，免除了放疗的损伤和并发症，发音质量与放疗后患者无明显差异。这种情况适应于早期声门型（T_1 和 T_{2a}）和声门上型（T_1-T_2）肿瘤，肿瘤治愈效果与传统手术类似。但声门上型喉癌由于颈部转移可能性大，颈部仍然要手术。适应症应当由有经验的医生严格掌握。虽然美国等西方国家此项技术已成熟，目前国内仍只在几家大医院开展激光手术。

喉癌手术后护理应注意什么？

手术后主要是气管切开口及安放的套管护理，护士会帮助和教会患者及家属护理事项，以便患者回家后能自理。主要内容包括：

1. 吸痰及更换气管套管内管。术后气管内分泌物增多，特别吸烟者及慢性气管炎者。利用吸痰器产生的负压，经常吸出气管内的痰，气管套管的内管至少每日刷洗更换 4 次。

2. 保持气管造瘘口伤口清洁。每日用盐水纱球清除附着于创面上的血痂、痰痂，争取尽早愈合。

3. 术后室内空气应保持 90% 以上的湿度，以防止肺内感染及气管内痰液浓缩结成干痂，特别在北方冬天空气干燥时，干痂阻塞气管套管会导致呼吸困难。可采用加湿器或蒸汽吸入方法，并定时通过气管套管滴入数滴生理盐水来改善干燥状况。

4. 气管造瘘口周围出现不健康肉芽时，应及时剪除以利于伤口早期愈合。

全喉切除术后的无喉患者发音方法有哪些？

喉全切除术后，患者丧失了说话和经鼻呼吸的功能。为了恢复无喉者的语言功能，目前已有多种重建语音的方法应用于临床。这些方法归纳起来，大致可分为手术发音，咽食管发音和配带人工喉 3 大类。

手术发音

临床主要有气管食管瘘发音重建术，是在气管和食管（或下咽腔）之间，形成一个通道，使呼气所产生的气流经此通道进入食管或下咽腔，冲击黏膜而发音。再经过舌、腭、唇、齿等构音器官的协调作用而构成语音。术后说话一般不需特殊训练，音质音量均可达到近似正常发音的程度。因此大可不必担心以后不能与人交流。

咽食管发音

这是一种不需借助工具或手术而恢复发音的方法。其基本机理为利用食管储存一定量空气，借助胸内压力，如同打嗝一样，将空气从食管内逼出，冲击食管上端或咽部黏膜而发音。这种咽食管发音法需经过一段时间的训练，逐渐掌握自如。因此，必须使患者增强信心，以促使积极练习。常用效果较好的练习方法为在吸气时利用食管内负压，并通过舌向后方运动，将空气压入食管，然后练习腹肌收缩，使膈肌上升，增加胸内压力，压缩食管，将空气由上口排出而发音。最快者几天即可掌握要领，发出简单语言。一般通过2～3周训练绝大多数都能掌握。有的可达到相当理想的程度。

配带人工喉

一种就是电子喉，用简单的电子装置发出持续的蜂鸣音，将此装置贴于无喉者的颌部或颈上部，使声音从口腔传出，即可构成语音；另一种是人工喉，其原理是将呼出的气流引出，冲击橡皮膜使之振动而发音。这种声音从口腔传出，即可构成语音。所以全喉手术的患者能够有很多方法解决说话的问题。

喉癌能够治好吗？

喉癌与其他癌症相比，治愈率较高。这里所谓的治愈，就是终身不再复发和转移，不影响正常寿命。在医学上，为了便于总结，通常采用5年无瘤生存率来代表治愈。因为喉癌复发和转移多发生在治疗后的2年之内，5年后再复发和转移的情况极少见。

总的来讲，患者如果接受正规治疗，喉癌治愈率在50％～70％。但肿瘤的早晚期不同，差别会很大。如早期喉癌治愈率可达到90％，中期约50％～60％，晚期只有30％左右。因此，早期诊断、早期治疗是提高治愈率的关键。需要强调的是，治疗的手段一定要正确，否则延误病情，其效果较差。

为什么喉癌患者合并呼吸困难时放疗前要做气管切开？

因为得了喉癌之后，瘤子在长大的过程中，逐步使喉腔变窄，造成进入气管的空气流量越来越少。这时候加上放疗会使得喉内组织水肿，喉腔会进一步变窄，最后患者可能在治疗中窒息死亡。所以进行气管切开是非常必要的。

如何预防喉癌的发生？

戒烟和控制污染是有效的方法。

一个正常细胞转变成癌细胞的过程相当漫长，一旦发生则不容易逆转。因此，最好在年轻时就戒烟，患喉癌的危险才下降接近正常。中年以后戒烟，虽然能降低患喉癌的可能性，但仍然高于非吸烟者。

控制大气污染固然重要，但防止室内污染更为有效。我国东北地区喉癌发病率较高于其他地区，一个重要的原因可能是烧煤取暖造成的室内污染。因此，保持房间内新鲜空气流通可能有助于预防喉癌的发生。

饮食方面还没有证据发现某种食物会诱发喉癌，或者能防止喉癌的发生，所以不必忌食。

喉癌治疗对患者饮食有哪些影响并如何解决？

食欲低下对接受治疗的喉癌患者来说是一个问题，当患者不舒适或疲惫时，会没有食欲。喉切除患者对食物没有兴趣，因为手术改变了患者感受味觉和嗅觉的方式，放射治疗也会影响患者的味觉，化疗的副反应还会使进食困难，但是良好的营养是非常重要的，进食好就意味着有足够的卡路里和蛋白质来防止体重下降，恢复体力，重建正常组织。

术后学习吞咽，可能会需要在护士和语言学家帮助下进行，一些患者会觉得液体比固体食物易于吞咽，但也有吞咽固体食物较容易的。如果进食困难是因为放疗后的口腔黏膜干燥，患者可以进食软食或用汤搅拌的半流质食物。

头颈部癌放射治疗饮食调护应注意哪些？

头颈部肿瘤包括鼻咽癌、喉癌等，在放射治疗时常常引起口腔黏膜和唾液腺损伤，造成唾液腺分泌减少，导致口干、口腔及咽喉部黏膜充血、水肿，导致局部疼痛，甚至出现溃疡，更严重者可合并声音嘶哑、进食困难等。此时的饮食调护非常重要，选择食物以清淡为主，提倡清凉甘润、养阴生津食品。主食以大米、小麦、大豆类为主，肉类侧重猪肉、鸭肉、鹅肉等，菜蔬要鲜嫩，可多用萝卜、菠菜、苋菜、蘑菇、芹菜、丝瓜、苦瓜等含维生素 C、胡萝卜素较多的食物，水果应选香蕉、柑子、罗汉果、西瓜等，既可补充营养又具养阴生津作用。

早期喉癌通过放疗治愈后为何还会有声音嘶哑现象出现？

有些患者就诊时发现嗓子哑了，医生通过检查发现只是在声带上长了恶性肿瘤，于是确定为早期声带癌。随后采用了单纯放疗的办法，经过 30 多次的治疗后，肿瘤消失了，嗓子也不哑了。但是经过一两个月后嗓子又开始出现嘶哑。患者心想，肿瘤是不是复发了？其实，这是因为放射线在杀死瘤子的同时也对声带的正常组织产生一些副作用，可造成声带黏膜水肿，就可出现类似喉炎的一些表现。所以就出现了嗓子哑的现象。但是这种现象只是暂时的。一般来讲，放疗结束后半年就不会有这种现象了。所以患者大可不必紧张。如果半年后声音还嘶哑就要找医生诊治。

为什么喉癌 "烤电" 过程中颈部皮肤会发红甚至破溃？

很多细心的家属或病人在"烤电"过程中发现，经过一段的放疗后，脖颈的皮肤开始发红、发痒，有的破溃。其实放射线治疗肿瘤是一把双刃剑，它在消灭肿瘤的同时也在损伤肿瘤周围的正常组织，颈部皮肤也不例外。照射的次数越多皮肤损伤就越重。但是患者也不要过度紧张，皮肤抗射线的能力很强，而且修复、愈合的能力同样强大。因此，放疗结束后经过一段时间皮肤反应都能愈合。千万不要因此给自己造成太大的压力。

什么是口腔癌癌前病变？

所谓癌前病变并不是癌，是指那些临床及组织学有改变并具有癌变倾向的病变。公认的有白斑、赤斑、黏膜下纤维变性、黏膜良性淋巴组织增生症、上皮不典型增生以及交界痣等。口腔黏膜扁平苔藓和慢性非特异性溃疡等也有可能癌变。其中白斑、口腔黏膜扁平苔藓和慢性非特异性溃疡，为中老年人的多发病。凡发现上述病变，应及时就诊。各种口腔癌的好发年龄是 40～70 岁之间，这些人中，如果发现口腔内有经久不愈的溃烂，或因吸烟过多等原因而致口腔黏膜局部变白、角化，或已成白斑者，应及时请医生检查。

什么原因可能导致口腔癌？

吸烟致癌特别是口腔癌和肺癌已被公认，吸烟的种类导致癌的发生部位也有所不同，如吸纸烟主要引起肺癌；吸烟斗或卷烟主要导致唇癌或口腔癌。

其次，饮酒也可增加口腔癌的发病概率，而且随着饮酒量的增加而上升。同时兼有饮酒和吸烟者发生口腔癌的机会更高，比单嗜烟或单饮酒者要高出 2.5 倍。如果每日吸纸烟 20 支以上和饮高度酒半斤以上，则发生口腔癌的几率更高。

长期暴露在阳光下的户外工作者，特别是农民、渔民或牧民，易患唇癌。在尖锐的牙尖、牙齿的残根、劣质的假牙相应部位，经长期刺激后可发生癌变，尤其常见于舌及颊黏膜。不良的口腔卫生等习惯常常伴有慢性炎症存在，长期慢性炎症刺激，再加上机械性损伤可成为癌症发生的因素。还有化学、营养、机体免疫、遗传等因素也与口腔癌的发生有关。

口腔内长了溃疡是否患了口腔癌？

口腔鳞癌常发生溃疡，典型的表现为质硬、边缘隆起不规则、基底呈凹凸不平的浸润肿块，溃疡面波及整个肿瘤区。有时需与一般溃疡相区别。

创伤性溃疡

创伤性溃疡常发生于舌侧缘，与溃疡相对应处总有尖牙、牙残根或不规则的牙修复体，说明溃疡是由上述刺激物引起。这种溃疡质软，基底软无硬结。消除上述刺激物 1～2 周后溃疡即可自愈。

结核性溃疡

结核性溃疡几乎均为继发性，大多为开放性肺结核直接蔓延的结果，常发生于软腭、颊黏膜及舌背，溃疡较癌性溃疡浅，溃疡基底软无侵润硬结，抗结核治疗有效。

和口腔癌相比，口腔溃疡的发病位置一般都比较稳定，而且一周左右或者再多一点时间就会痊愈，患者不需要有过多的担心。口腔溃疡的溃疡面是在口腔内壁的表层溃烂，患处呈现圆形或是椭圆形，但若是口腔溃疡长期不愈合，且患处周围有一些隆起，当溃烂的面积比口腔溃疡的面积大时。也许有可能是口腔癌的信号。

早期口腔癌的症状有哪些？

早期口腔鳞癌一般无痛或仅有感觉异常或轻微触痛，伴发肿块溃疡时始发生较明显的疼痛，但疼痛程度不如炎症剧烈。因此，当牙龈痛或舌痛时应注意疼痛处有无硬结、肿块与溃疡。若疼痛局部有上述体征，应引起警惕。

另外，口腔癌中舌癌与牙龈癌早期主诉疼痛者较多。若疼痛部位与口腔肿块溃疡的部位不符，则需要考虑肿瘤有向其他部位扩散的可能。牙痛可因牙龈癌引起，亦可因颊黏膜癌、硬腭癌、口底癌或舌癌扩散侵犯牙龈或舌神经所致。

如何鉴别是患了舌癌还是溃疡？

一位患者舌头的左侧边缘长了一个指甲盖大小的溃疡，因此来医院看病。一问才知道这个溃疡长了有 2 个月之久，期间也治疗过，但不见好转，且溃疡逐渐变大，还伴有疼痛。经过病理检查，方知得了舌癌。其实，鉴别是溃疡还是长癌了并不难，正常人的口腔溃疡通常只有 2～3mm，一周左右就可以痊愈，溃疡处比较软，但是，舌癌患者的口腔溃疡时间很长，而且面积会越来越大，溃疡处是硬的。

怎样预防口腔癌的发生？

要预防口腔癌，必须针对其易发因素加强预防。

1. 戒除烟酒等不良生活嗜好；

2. 注意口腔卫生，养成正确的清洁口腔的方法和习惯；

3. 定期进行口腔保健检查，装置假牙等修复体者，一定要找正规的口腔科专业人员，不要找路边游医；

4. 健康饮食，保持营养物质均衡摄入，特别是富含维生素及微量元素的水果、蔬菜，对降低口腔癌的发生有一定预防作用；

5. 对于龋齿所遗留下来的烂牙、残根等要引起重视，根据情况及时进行拔除或做其他处理，防止慢性刺激诱发肿瘤。

口腔癌患者进食困难怎么办？

对于口底、唾液腺和舌头等部位发生癌变的口腔癌病人，往往容易发生进食困难甚至进食障碍。为了减轻进食困难，可用吸液管、茶匙进食。食物应做成软饭或流质膳食，食物的味道应能引起病人的食欲，但又不能过于强烈，食物不能过烫或过凉。

对已不能经口进食的口腔癌病人，可经鼻下胃管进食。开始进行喂食时先进水，结束时也要进水，以清洗残留在管内的食物。

对长时间不能经口进食的口腔癌病人可选用高营养疗法，除给以高营养管喂膳食外，可辅以静脉滴注脂肪乳剂和氨基酸注射液等，以补充病人对脂肪和其他营养成分的需要，维持病人良好的营养状况。

饲喂管一经拔除，即可给病人吃少量流质膳食。拔除饲喂管后的最初几天病人仍会感到咀嚼或吞咽困难，这时候应鼓励病人进食，待病人情况好转后可逐渐给以半流质膳食。当病人恢复正常咀嚼功能和顺利吞咽时，应恢复正常膳食。

口腔癌放疗过程中为何会有咽痛现象？

"烤电"前嗓子不疼，怎么治疗了一段时间嗓子会疼，而且嘴里也烂了？其实，这个问题是目前放疗尚没有解决的世界性难题。放射线在杀死肿瘤的同时，也同时对口腔内黏膜造成一定的损伤。也就是放射性口腔炎，有的表现为口腔黏膜发红，严重的出现溃疡或糜烂。这也只是暂时现象，可以用一些局部药物减轻疼痛。一般来讲，只要是放疗结束疼痛症状会逐渐缓解。

扁桃体癌有哪些症状？

说起扁桃体炎，人们并不陌生，但扁桃体癌却容易被人们忽视。刚开始有的患者会有嗓子不舒服，觉得有点疼。自己以为得了咽炎了。后来扁桃腺不知不觉的长大，吞咽困难、呼吸不利、出血、口臭、耳鸣、耳痛、耳聋、消瘦的症状相继而来，有的患者一摸颈部也出现了多个结节。让医生检查时发现单侧扁桃腺肥大，表面尚有脓液以及溃疡。发展到最后阶段，嗓子疼得让人难以忍受，而且吃不了东西。喝水或进流质时，常窜入鼻腔。

什么是甲状腺癌？

甲状腺就是颈部的腺体。甲状腺是人体重要的内分泌器官，由两个侧叶和峡部构成，呈"H"形。侧叶位于喉与气管两侧，甲状腺癌就是发生在甲状腺的恶性肿瘤。病理学上分为乳头状癌、滤泡状腺癌、未分化癌和髓样癌四类。

甲状腺癌有哪些早期表现？

甲状腺癌是甲状腺上皮组织的恶性肿瘤，如不尽早发现将会危及病人的生命。40 岁以上的女性多见，95％以上的病人均有颈前肿块（或肿物），尤其是孤立的、不规则的、边界不清楚的、活动性欠佳的硬性肿物，应特别予以警惕。此外，对声音嘶哑或饮水时呛咳，呼吸困难或吞咽困难，耳、枕、肩部有放射性疼痛，颈部静脉受压扩张或出现眼裂、瞳孔缩小，同侧或双侧淋巴结肿大，更应该高度怀疑甲状腺癌的可能。

哪些甲状腺癌适宜手术治疗？

1. 全身情况尚好，无明显手术禁忌症，无心肺等重要脏器病变，无远处转移。

2. 有时虽然淋巴结转移灶很广泛，但癌肿仍局限在淋巴结包膜内，活动度尚好，也可用手术彻底清除。

3. 对于局部和颈部淋巴结复发者也适宜首选手术。因此手术治疗是甲状腺癌的首选治疗方法。一旦确诊，只要条件许可，就应彻底清除原发灶和转移灶，以防转移和复发，从而达到治愈的目的。

手术把甲状腺切除了还要服药治疗吗？

如果病人做了一侧的甲状腺切除，或者做了甲状腺局部切除，甲状腺的功能或多或少减退或者丧失，需要用甲状腺的替代治疗，用药物来补充甲状腺素水平的不足。药物需要动态的观察，病人要一直服甲状腺素，定期查激素水平，如果激素水平不高的话要及时补充。严重的甲状腺素不足会造成水肿或者影响生命，补充甲状腺素的不足，通过调整激素的用量来预防甲状腺癌的复发。

何种类型甲状腺癌适宜放疗？

各种类型的甲状腺癌对放射线的敏感性差异很大，几乎与甲状腺癌的分化程度成反比，分化越好敏感性越差，分化越差敏感性越高。所以甲状腺未分化癌放疗效果最好。因此，未分化癌的治疗主要是放射治疗，但如果手术时有小区域癌细胞残留，术后局部补充放疗，效果仍然是很好的。

您了解腮腺混合瘤吗？

腮腺混合瘤好发于腮腺，其次为腭部及颌下腺。腮腺混合瘤多见于中年。一般无明显自觉症状，生长缓慢，可在腮腺生长很多年。肿瘤多为耳垂下方的韧实肿块，表面呈结节状，边界清楚，中等硬度，可在腮腺内活动，无压痛。通常来讲是属

肿瘤

于良性肿瘤。但是长期生长下去，也会有所改变，如肿瘤出现下述情况之一时，应考虑有恶变之可能。

1. 肿瘤突然增长迅速。
2. 活动性差了甚至固定。
3. 出现疼痛或同侧面瘫等。

什么是肺癌？

肺癌多发生于支气管黏膜上皮，亦称支气管癌。近 50 年来，许多国家都报道肺癌的发病率明显上升，在男性癌瘤病人中，肺癌已排到第一位。肺癌发生的具体原因至今尚不完全清楚，大量资料表明，长期大量吸烟是肺癌发病的一个重要因素。城市居民肺癌的发病机率也比农村高，这可能和大气污染、烟尘中含有致癌物质有关。因此应该提倡不吸烟，并加强城市环境卫生工作。

肺癌的病因有哪些？

肺癌的确切病因至今尚欠了解。经过多年的大量调查研究，目前公认下列因素与肺癌的病因有密切关系。

吸 烟

大量调查资料都说明，肺癌的病因与吸纸烟关系极为密切，肺癌发病率的增长与纸烟销售量增多呈平行关系。纸烟中含有苯并芘等多种致癌物质，实验动物吸入纸烟烟雾或涂抹焦油可诱发呼吸道和皮肤癌肿。有吸烟习惯者肺癌发病率比不吸烟者高 10 倍，吸烟量大者发病率更高，比不吸烟者高 20 倍。上世纪末，西欧国家随着妇女吸烟者日益增多，女性病人肺癌的发病率也明显升高。临床确诊的肺癌病例中，每日吸纸烟

20 支以上，历时 30 年以上者，约占 80％以上。长期吸烟可导致支气管黏膜上皮细胞增生，鳞状上皮增生，诱发鳞状上皮癌或未分化小细胞癌。无吸烟嗜好者，虽然也可患肺癌，但腺癌较为常见。

污染

工业发达国家肺癌的发病率高，城市比农村高，厂矿区比居住区高，主要原因是与工业和交通发达地区，石油、煤和内燃机等燃烧后和沥青公路尘埃产生的含有苯并芘致癌烃等有害物质污染大气有关。调查材料说明大气中苯并芘浓度高的地区，肺癌的发病率也增高。大气污染与吸纸烟对肺癌的发病率可能互相促进，起协同作用。目前已公认长期接触铀、镭等放射性物质及其衍化物、致癌性碳氢化合物、砷、铬、镍、铜、锡、铁、煤焦油、沥青、石油、石棉、芥子气等物质，均可诱发肺癌，主要是鳞癌和未分化小细胞癌。

人体内在因素

家族遗传、免疫机能降低、代谢紊乱、内分泌功能失调等也可能对肺癌的发病起一定的促进作用。

遗传是由于血缘关系，使一个家族内许多人患同一种疾病。如果父母亲当中有人患有某种癌症，其子女患同样类型癌症的可能性就比较大，也就是说癌症患者往往有明显的肿瘤家族史。调查结果表明，癌症病人发病率有血缘关系的高于无血缘关系的，近亲高于远亲，父系亲属与母系亲属之间则无明显差别，说明癌症的发病与遗传因素有一定的关系。对有肿瘤家族史的人群，进行定期检查以及安排重点的防护措施，是一种有效的预防方法，这对肿瘤的早期发现、早期诊断和早期治疗具有重要的临床意义。

肺癌可能具有一定的遗传性，但只是一种潜在的可能性，并不是必然性。为此，父亲或母亲曾患肺癌的人不必背上包袄，只要不吸烟、避免与苯并芘等致癌物和促癌物频繁接触，适当注意营养和经常进行体育锻炼就可减少得肺癌的机会。

肺癌分几种？

肺癌起源于支气管黏膜上皮，局限于基底膜内者称为原位癌。癌肿可向支气管腔内或/和临近的肺组织生长，并可通过淋巴、血行或经支气管转移扩散。癌瘤生长速度和转移扩散的情况与癌瘤的组织学类型、分化程度等生物学特性有一定关系。

起源于主支气管、肺叶支气管的肺癌，位置靠近肺门者，称为中央型肺癌；起源于肺段支气管以下的肺癌，位置在肺的周围部分者，称为周围性肺癌。

肺癌病理分型可分为非小细胞肺癌和小细胞肺癌两大类。非小细胞肺癌占所有肺癌病人的 $80\%\sim85\%$，小细胞肺癌占 $15\%\sim20\%$。细胞学上肺癌分以下三种：

鳞状细胞癌（又称鳞癌）

在各种类型肺癌中最为常见，约占 50%，患病年龄大多在 50 岁以上，男性占多数。大多起源于较大的支气管，常为中央型肺癌。虽然鳞癌的分化程度有所不同，但一般生长发展速度比较缓慢，病程较长，对放射和化学疗法较敏感。

腺癌

起源于支气管黏膜上皮，少数起源于大支气管的黏液腺。发病率比鳞癌和未分化癌低。发病年龄较小，女性相对多见。多数腺癌起源于较小的支气管，为周围型肺癌。早期一般没有明显的临床症状，往往在胸部 X 线检查时被发现，表现为圆形或椭圆形肿块，一般生长较慢但有时早期即发生血行转移，淋巴转移则发生较晚。

肺小细胞未分化癌

发病率仅次于鳞癌，多见于男性，发病年龄较轻。一般起源于较大支气管，居中央型肺癌。根据组织细胞形态又可分为燕麦细胞、小圆细胞和大细胞等几种类型，其中以燕麦细胞最为常见。未分化癌恶性度高，生长快，而且较早地出现淋巴和血行广泛转移，对放射和化学疗法较敏感，在各型肺癌中预后最差。

如何能早期发现肺癌？

肺癌是我国发病人数相当多的一个疾病，大多都是因为我们的城市的空气污染日益厉害、环境失控现象也越来越明显、吸烟人群的持续上升等因素，近数十年来，肺癌的发病率一直在持续上升。以上海、北京等大城市为例，肺癌发病率中男性患者一直遥遥领先。日常生活中人们需留意肺癌发出的早期信号。

咳 嗽

咳嗽是肺癌患者最早和最常见的症状。由于起病时常类似感冒或支气管炎，故易被忽视。因此，凡以往无慢性呼吸道疾患的人，尤其是40岁以上者，经过积极治疗，咳嗽持续3周以上不止应警惕肺癌可能，须做进一步检查。至于老年慢性支气管炎病人，肺癌的发病率较一般人高，但其早期的咳嗽症状常易与原有的慢性咳嗽相混淆，因此延误诊断的情况甚多，这时必须要注意咳嗽性质和咳嗽规律的改变。肺癌患者由于癌组织对支气管黏膜的刺激，咳嗽常为刺激性呛咳和剧咳、少痰，与原有的四季发病规律不符，经积极抗感染治疗无效，症状反见加重。

咯 血

咯血是肺癌的第二个常见症状。常因癌组织侵犯支气管黏膜而引起。咯血量一般很少，常为血丝痰，可持续数周、数月或呈间歇性发作。由于咯血的量少或间歇出现，易被人疏忽。事实上，中年以上出现血痰者，约有 1/4 为肺癌所致。因此，当出现不明原因的痰血时，切莫麻痹大意。

胸　痛

胸痛约占肺癌病人的半数以上，特别是周围型肺癌，胸痛可为首发症状。那是由于癌组织浸润胸膜所致。胸痛常固定于病变部位，早期多呈间歇性隐痛不适。体位改变、深呼吸和咳嗽时可使之加剧。因此，凡不明原因而出现固定部位的胸痛，应早做相应检查。

此外，有的病人由于肿瘤造成较大支气管阻塞，可以出现胸闷、气短、发热和胸痛等症状。

晚期肺癌的症状有哪些？

晚期肺癌的肿块会压迫邻近器官、组织或发生远处转移时，可以产生下列症状：

1. 压迫或侵犯膈神经，引起同侧膈肌麻痹。

2. 压迫或侵犯喉返神经，引起声带麻痹声音嘶哑。

3. 压迫上腔静脉引起面部、颈部、上肢和上胸部静脉怒张、皮下组织水肿、上肢静脉压升高。

4. 侵犯胸膜，可以引起胸腔积液，多为血性。

5. 癌肿侵入纵隔，压迫食管，可引起吞咽困难。

肺癌的存活率主要取决于哪几个因素？

1. 要做到早期发现。如果是早期肺癌，通过以外科手术为主的综合治疗手段是可以做到临床治愈的，可以让这组肺癌病人不会因癌症而死亡。如果是中期病人，可以通过手术、放疗、化疗等手段延长病人的生命，也不会让病人很快因肺癌而死亡。针对那些病人一发现就出现颅脑转移、骨转移、出现全身多处转移的晚期病人，还可以通过各种治疗手段减轻患者的痛苦，改善患者的生活质量。晚期肺癌患者的死亡率是比较高的。

2. 在早发现的基础上，通过有效的治疗办法将疾病根治掉。

3. 患者要有良好的心态对待此疾病，因为肺癌患者的生活质量和寿命是能够随着医疗科技手段的介入而改变的。

肺部肿瘤有哪些？

肺部肿瘤的含义是相当广泛的。但在肺部肿瘤中，肺癌所占的百分率是很高的，应予以高度警惕。肺癌只是指肺泡和各级支气管内的上皮细胞所形成的恶性肿瘤，肺部其他组织的肿瘤就不属于肺癌了。也就是说，肺癌是肺部肿瘤的一种，肺部肿瘤包括肺癌，但不一定就是肺癌。

肺部良性肿瘤有错拘瘤、软骨瘤、平滑肌瘤、血管瘤、淋巴管瘤、脂肪瘤、纤维瘤、神经原性肿瘤和良性畸胎瘤等。此外，还有少见的良性间皮细胞瘤，如炎性假瘤、硬化性血管瘤、结核瘤等，以及外形像瘤的结节病、支气管肺囊肿和其他肉芽肿病。

肺部恶性肿瘤除肺癌以外，还有恶性淋巴瘤、肺癌肉瘤（鳞癌与纤维肉瘤样成分）、肺母细胞瘤、肺肉瘤（包括平滑肌肉瘤、纤维肉瘤、横纹肌肉瘤、脂肪肉瘤、血管肉瘤、软骨肉瘤等，恶性乳头瘤病、恶性间皮细胞癌、恶性神经原性肿瘤、恶性畸胎瘤及恶性错构瘤等。

肺部肿瘤需要做哪些检查?

肿块或结节病变应做局部断层片、CT、痰脱落细胞学及血清学肿瘤标志物检查。有条件者可作经纤支镜肺活检(TBLB),或经皮肺活检,或抽吸作细胞学诊断以明确诊断。

原发性支气管肺癌的诊断依据包括症状、体征、X线表现以及痰癌细胞检查(痰检)。诊断工作中,应根据不同情况采取不同步骤。

1. 有段、叶性肺炎或阻塞性肺炎,怀疑为中央型肺癌者应作纤支镜检,包括经纤支镜活检(TBB)或选择性支气管造影,并反复加强痰检。

2. 肿块或结节病变应作局部断层片。有条件者可作经纤支镜肺活检(TBLB),或经皮肺活检,或抽吸作细胞学诊断。

3. 连续痰检至少 6 次以上。

4. 反复痰检仍为阴性,而 X 线高度怀疑肺癌时,应作剖胸探查与冷冻切片活检。

5. 疑有区域淋巴结肿大时,可摄正侧位倾斜分层片。必要时可作 CT。对局限期小细胞肺癌在大医院则应常规采用 CT 和正侧倾斜分层片、肝脏 B 超、骨同位素扫描和骨髓穿刺成活检涂片检查,以利制订治疗方案。

为何医生会让病人做胸片?

许多早期肺癌是在没有任何症状,或因其他疾病检查时,偶尔发现的。最方便、最经济的检查方法是拍摄 X 线胸片。绝大部分的肺癌,应该在胸片上有所显示,但还有一部分肺癌,因为癌灶太小,或者所处的部位比较隐蔽,胸片上没有显示，需在肺部 CT 片或核磁共振片上才能显示出来，或者胸片上出现了伪影，被 CT 或核磁共振排除了肿瘤。

核磁共振（MRI）在肺癌检查中的作用是什么？

MRI 显示肿瘤与大血管的关系优于 CT，其一是对比分辨率高，二是 MRI 冠状面图像可以清楚地显示主动脉弓下、左肺动脉与左支气管间的肿瘤。对于肺癌的淋巴结转移，MRI 诊断纵隔或肺门淋巴结肿大较 CT 更敏感，在显示肺尖部肿瘤（肺上沟瘤）与纵隔或胸壁血管或臂丛神经的关系方面，MRI 矢状与冠状位扫描更优于横轴位 CT。应用 MRI 无放射性损害，也不需要造影剂增强，同时能显示肿瘤旁边的气管、支气管树以及支气管、血管受压和移位。当血管内呈高信号强度提示有血管阻塞存在。纵隔肿瘤中约 80％病变在 MRI 图像上表现为非均质性肿块，而炎性病变呈现非均质肿块者仅有 40％。相对 MRI 而言，CT 比较方便、经济、设备简单、结果快捷，CT 用于肺癌的诊断与分期已有 20 多年。CT 能发现胸片所不能发现的肺内隐蔽部位的病灶，并通过图像后处理方法对病灶进行形态学上的分类和定性，以帮助临床在 TBB/TBLB/痰检取不到任何病理资料的情况下明确肺癌的诊断。当病变性质不易肯定时，还可作 CT 引导下针吸穿刺活检以明确肺癌的病理类型，同时 CT 还可对肺癌进行 TNM 分期，以估计手术切除根治的可能性和预后。

哪些患者需做 PET 检查？

随着科技的发展，PET 在肺癌的诊断中的作用得到更多的认可。PET 即正电子发射扫描，肿瘤细胞的代谢旺盛，无氧酵解也旺盛，以此可以进行癌细胞的鉴别。PET 可以检测小于 6～7mm 的病灶，但是准确性会下降。有报道称，PET 对一些孤立性结节鉴别的敏感性达 96%，特异性 84%。在影像学诊断中这些数据已经相当高了。

PET 在肺癌诊断中也存在一些局限。如支气管肺泡细胞癌、类癌（准确率约为 50%）等代谢低的肿瘤已造成假阴性的诊断。而炎症病变，尤其是活动性肉芽肿炎症。活动结核、活动组织细胞浆菌病、活动的其他肉芽肿会造成假阳性诊断。

肺癌为什么要做支气管镜检查？

胸片、CT 或核磁共振发现了肺部肿块，还不能肯定就是肺癌，因为确诊必须依赖病理。所以，还必须千方百计找到肺癌的癌细胞。对中央型肺癌，可做支气管镜检查，在镜下行细胞刷或活检找癌细胞；对周围型肺癌，可做细针穿刺找肿瘤细胞；对已有浅表淋巴结转移的，也可对淋巴结行细针穿刺或活检取材查找肿瘤细胞；对已转移到胸膜并已形成胸水的，可抽取胸水找肿瘤细胞。只有找到了肺癌细胞，才能百分之百地确诊。因为在临床上确实有一些在形态学上高度怀疑为肺癌的肺部阴影，到后来经手术、活检或比较长期的观察，被排除了癌症。

什么情况下不适合做支气管镜检查？

由于电子支气管镜检查应用的不断扩大和深入，应用电子支气管镜技术的熟练程度越来越高，电子支气管镜检查的禁忌症相对减少，具有高危疾患的病人应列为电子支气管镜检查的禁忌对象。

1. 稳定性心绞痛；

2. 近期发生的心肌梗死；

3. 不能校正的严重的低氧血症；

4. 严重的心律失常、心功能不全；

5. 严重衰弱患者；

6. 主动脉瘤有破裂危险者；

7. 麻醉药物过敏而不能用其他药物代替者；

8. 有明显的出血倾向、肺动脉高压、上腔静脉阻塞患者；

9. 发热高于 39℃ 以上者；

10. 对尿毒症、免疫抑制、肺动脉高压、肝脏疾患、凝血系统疾患、血小板减少、上腔静脉阻塞综合征等患者，行支气管镜检查时易致持续性出血或大出血，术前应检查血小板计数、凝血酶原时间和活化部分凝血酶时间，必要时口服抗凝药物治疗 3 天。

为什么有的患者需做穿刺活检？

肺癌进行穿刺活检是因为临床常用的仪器检查如 B 超、CT、核磁等，将病变的图像通过超声波、X 射线、磁场信号等反映到计算机里，电脑处理数字图像，获得肺癌的信息，称为间接影像。通过化验肿瘤组织分泌的物质，也可以判断肿瘤的性质。但是，这些检查只能作出临床诊断。最终确定肺癌的性质，还要靠获组织病理切片，在显微镜下找到病变的肺癌细胞，区分类型，来明确肺癌的最终诊断。

目前肺癌的诊断方法分为临床诊断和病理诊断。临床诊断在指导治疗、判断预后等方面存在很多不足，病理诊断有利于确诊、指导治疗、判断预后。临床发现的肺部肿块，在病理上可见于恶性肿瘤、炎症性肿瘤、良性肿瘤。如果不搞清楚，按良性病变处理，可能耽误病情和治疗时机；临床按恶性肿瘤处理，就可能造成身体损伤。因此，患者获得活检病理诊断，具有很重要的价值和意义。很多发达国家都要求获得病理诊断后才能够进入下一步治疗。

一旦发现肺部长了肿块，一定要尽快明确诊断，特别是需要鉴别肿块是良性肿瘤还是恶性肿瘤的时候，医生往往建议患者进行病理活检。当肿块发生在肺部等深部实体脏器的时候，需要进行穿刺活检。但是，很多病人包括家属对此不了解，甚至存在误解。他们担心这种检查很痛苦，还有可能刺破肿瘤造成转移，害怕活检甚至拒绝活检。

目前，肺癌穿刺活检技术在 CT 或者 B 超的精确引导下，能够非常容易做到一针命中，避免了由于反复穿刺带来的损伤，肺癌种植转移的风险大大降低。而且活检后，可以马上向活检的针孔注射少量抗癌药物，以防止转移。注射止血药物，以防止出血。注射止痛药物，以减轻疼痛。由于采用的是很细的穿刺针，在局部麻醉之后穿刺，患者基本没有痛苦，几天后穿刺针孔自然愈合。因此，可以说穿刺活检是比较安全的，处理得当没有明显的痛苦或者不良反应。

得了肺癌应如何治疗？

肺癌治疗方案的选择应根据病情早晚及病人的状态决定。如可行手术，手术为首选治疗手段，术后根据病理结果辅助化疗、放疗或同步放化疗，术前化疗或术后化疗对病人影响不大，都可考虑。

病期一旦发展至局部晚期，但还没有出现远处转移，优先考虑同步放化疗，也有 20％左右的病人可获得根治。对于晚期病人，出现血行转移，则应该以化疗为主，对于骨、脑等转移部位可考虑局部放疗来缓解症状。

什么样的病人可选择手术切除?

非小细胞肺癌的治疗方法中,除Ⅲb期及Ⅳ期外,应以手术治疗或争取手术治疗为主导,依据不同期别、病理组织类型,酌加放射治疗、化学治疗和免疫治疗的综合治疗。而小细胞肺癌的治疗的手术指征,主要可用于Ⅰ期病人。

病例选择具有下列条件者,一般可作为外科治疗的选择对象。

1. 无远处转移(M0)者,包括实质脏器,如肝、脑、肾上腺、骨骼、胸腔外淋巴结等。

2. 癌组织未向胸内邻近脏器或组织侵犯扩散者,如主动脉、上腔静脉、食管和癌性胸液等。

3. 无喉返神经、膈神经麻痹。

4. 无严重心肺功能低下或近期内心绞痛发作者。

5. 无重症肝、肾疾患及严重糖尿病者。

肺癌手术禁忌症有哪些?

关于肺癌手术术后的生存期,国内有报道,3 年生存率为 $40\%\sim60\%$;5 年生存率为 $22.9\%\sim44.3\%$,手术死亡率在 3% 以下。

具有以下条件者,一般应慎作手术或需作进一步检查治疗:

1. 年迈体衰,心、肺功能欠佳者。

2. 小细胞肺癌除Ⅰ期外,宜先行化疗或放疗而后再确定能否手术治疗。

3.X线所见除原发灶外，纵隔亦有几处可疑转移者。

肺癌手术分几种？

1. 姑息性切除（P）：凡手术切除时，胸腔内仍有残存癌（病理组织学证实），或手术时认为切除彻底，如支气管残端肉眼观察正常，但显微镜下有残存癌细胞者，称为姑息性切除术。

2. 根治性切除（R）：根治术是指将原发癌及其转移淋巴结完全切除干净。

肺癌根治术，不仅要求术者肉眼下达到根治，更重要的是淋巴结完全清除和支气管残端在显微镜下也无癌细胞残留。

手术并发症有哪些？

肺癌手术后常易发生某些并发症，其形成与患者机体本身的因素和手术范围、方式有密切关系。常见的手术后并发症如下：

1. 呼吸道并发症：如痰液潴留、肺不张、肺炎、呼吸功能不全等。尤以年老体弱者、原有慢性支气管炎、肺气肿者发病率较高。因手术后伤口疼痛，患者不能做有效咳嗽，痰液留积造成气道阻塞、肺不张、呼吸功能不全。患者应充分了解和配合医生，作深呼吸及用力咳嗽以有效地排痰，必要时可行鼻导管吸痰或支气管镜吸痰。并发肺炎者应积极抗炎治疗，出现呼吸衰竭时，常需机械辅助呼吸。

2. 手术后血胸、脓胸及支气管胸膜瘘：其发病率较低。手术后血胸是一种后果严重的并发症，须紧急救治，必要时应及时再次剖胸止血。肺部手术时，支气管或肺内分泌物污染胸腔而至脓胸。此时除选择有效抗生素治疗外，及时而彻底的胸腔穿刺抽脓极为重要。效果欠佳者可考虑胸腔闭式引流。肺切除术后支气管残端癌存留，低蛋白血症及手术操作不当等可致手术后支气管残端愈合不良或形成瘘管。近年来此类并发症的发生已大为减少。

3. 心血管系统并发症：年老体弱、手术中纵隔与肺门的牵拉刺激、低钾、低氧及大出血常成为其诱因。常见的心血管系统并发症有手术后低血压、心律失常、心包填塞、心力衰竭等。手术前已有心脏疾患，心功能低下者手术指征应从严掌握。手术后保持呼吸道通畅及充分给氧，密切观察血压、脉搏变化，及时补充血容量。手术后输液速度应慢速、均衡，防止过快诱发肺水肿。同时作心电监护，一旦发现异常，根据病情及时处理。老年病员常伴有隐性冠心病，手术创伤的多种刺激可促使其急性发作。

肺癌手术后病人还需进一步治疗吗？

Ⅰa 期患者术后不推荐行辅助放、化疗，但可考虑辅助生物治疗（干扰素或白介素-2 等），而对于Ⅰb 期的肺癌患者，术后主张正规化疗 4 次。因各种原因不能或不愿手术的病例应考虑予单独放疗。

Ⅱ期有肿瘤残留者术后应放疗、根治性术后不推荐放疗（放疗可降低局部复发率但不能提高生存率）。Ⅱ期有淋巴结转移患者倾向于行术后化疗（复发转移率 54%）。辅助生物治疗（干扰素或白介素-2 等）可能有益。术前评价为不可切除者可行同期放化疗后重新评价。

ⅢA 期术后放疗仅能降低局部复发率。倾向于行术后化疗，疗程为 4 周期。不可切除的ⅢA 治疗模式为含铂方案化疗和放疗联合。

ⅢB期包括T4和/或N3的病变，目前认为两者均不能完整切除，因此，放疗、化疗或两者结合是ⅢB期患者的标准治疗。

手术后多长时间可以开始术后辅助治疗？

手术后化学治疗

肿瘤主体被手术切除之后，身体内残存的微小病灶数目较少，该时癌细胞多处在生长活跃期，对化学治疗敏感。对于各期的小细胞肺癌以及Ⅱ期以上的非小细胞肺癌，应根据组织类型选择敏感的联合治疗方案，尽早开始全身化学治疗。一般自手术后3～4星期开始，争取每3～4周进行1次，进行4～6个疗程的全身化学治疗，对防止转移和复发有相当的帮助。

手术后放射治疗

与手术治疗一样，是一种局部治疗。手术后放射治疗的目的是利用射线能量消灭残存的估计切除未尽的肿瘤以防手术后复发。其照射部位一般为肺门、纵隔。人体每一部位通常只能进行一个疗程的放射治疗，所以应按时进行放射治疗，以取得理想疗效，一般要求手术后3个月内结束治疗。

肺癌治疗后病人如何随访？

术后第1年，每3个月复查1次；第2～3年，每半年复查1次；以后每年复查1次，持续终生。术后第1年并不是每次复查都查胸部CT，主要是复查与手术相关的项目。但有一点要强调，术后每年至少要做1次胸部CT复查，有助于发现肺部微小病灶转移。一旦查到有问题，就要及时治疗。尤其是Ⅲ期非小细胞肺癌术后病人，更要进行定期复查。

术后需要进行辅助化疗的病人，一般是每个疗程 21 天，需完成 4～6 个周期术后辅助化疗。每次化疗期间都要常规进行一些检查，如果发现了复发，就及时处理。

哪些肺癌病人适合做放疗？

肺癌患者在治疗的过程中由于癌肿的大小、范围、有无全身侵及等情况的不同往往要选择不同的治疗方式，那么放疗作为肿瘤治疗的三大手段之一，其适应症的把握是非常重要的，符合下面条件的肺癌患者才适合做放射治疗。

1. 不适宜手术治疗的各期肺癌。（如心肺功能不全、肝肾功能不全的早期肺癌）。

2. 患者拒绝手术治疗的各期肺癌。

3. 对较小的肺癌可用立体定向放疗。

4. 小细胞肺癌在化疗基础上对原发灶和淋巴引流区的放疗可增加局部控制率，延长缓解期。对脑预防性照射可降低脑转移率。

5. 非小细胞肺癌Ⅲ期是主要放疗适应症，估计手术切除有困难，特别是 CT 显示累及大血管等重要组织器官时，可术前放疗。手术后有残留或区域淋巴结有转移时，应做标记，术后放疗。

肺癌病人放疗后有何反应？

肺癌放疗后一般的反应

1. 一般反应：食欲不振、疲倦无力、头疼头晕和免疫力低下等。

2. 消化道反应：恶心、消化不良、腹泻、呕吐、胃脘不适和腹胀等。

3. 血象反应：表现为周围血中白血球数降低，血小板减少等骨髓抑制现象。

肺癌放疗后皮肤反应

一度皮肤反应为干性皮炎。表现为皮肤红斑、发痒、脱毛、皮肤色素沉着、毛囊扩张。

二度皮肤反应为湿性皮炎。表现为皮肤充血水肿，出现大小不等的透明水泡，破溃后可向外渗液，自觉烧灼剧痛。

三度皮肤反应为放射性溃疡。表现为皮肤出现较深的溃疡及糜烂，自觉剧痛。

其他方面的肺癌放疗后的反应

其他放疗反应主要根据不同放射部位而反应不同。

1. 黏膜损伤与皮肤反应相似，但黏膜修复力强，不容易造成太大损伤。

2. 唾腺：腺体受到破坏，分泌减少，很容易发生口干，有时口干难以消除。

3. 眼睛：晶体浑浊，发生白内障，有时眼角会发生溃疡。

4. 骨骼：生长受到抑制，发育停止，造成畸形，放射性骨髓炎。

5. 脑：轻者出现功能异常，感觉与运动障碍、重者脑萎缩、偏瘫、截瘫、脑坏死。

6. 肺：早期胸闷气短、咳嗽咳痰、甚至发热，肺功能降低；晚期放射性纤维化。

7. 腹部：放射性肠胃炎表现为水肿、溃疡、坏死及狭窄，腹泄，便血；

8. 放射性膀胱炎表现为尿血、尿频，重者膀胱萎缩，排尿无力；

9. 放射性肾炎，可继发肾性高血压、心脏病及心衰。

肺癌放疗有禁忌症吗？

临床上的有 80％的肺癌患者需放疗，这说明放射治疗是肺癌疗效确切的重要方法，但同时意味着并不是所有的人都需行放疗，其中有部分肺癌病例不适宜放疗。肺癌不宜放疗的情况，即肺癌放疗禁忌症。

1. 癌肿已全身或胸膜、肺广泛转移。

2. 患者身体状况不佳，呈现恶病质状态。

3. 患者合并高度肺气肿的患者，若放疗则会引起呼吸功能不全

4. 有癌性空洞和巨大癌肿患者也不宜放疗，后者放疗会促进空洞形成；

5. 患者肺癌的癌变范围广泛，若放疗则会引起广泛肺纤维化和呼吸代偿功能不全。

肺癌放疗有哪几种方式？

根据治疗的目的，分为根治治疗、姑息治疗、术前放疗、术后放疗及腔内放疗等。

根治治疗

1. 有手术禁忌或拒作手术的早期病例或病变范围局限在 $150cm^2$ 的病例。

2. 心、肺、肝、肾功能基本正常，血象白细胞计数大于 $3 \times 10^9/L$. 血红蛋白大于 $100g/L$ 者。

3. KS≥60 分，事前要周密地制订计划，严格执行，不要轻易变动治疗计划，即使有放射反应，亦应以根治肿瘤为目标。

姑息治疗

其目的差异甚大，有接近根治治疗的姑息治疗，以减轻病人痛苦、延长生命、提高生活质量；亦有仅为减轻晚期病人症状甚至引起安慰作用的减症治疗，如疼痛、瘫痪、昏迷、气急及出血。姑息治疗的照射次数可自数次至数十次，因具体情况和设备条件等不同而定，但必须以不增加病人的痛苦为原则。

手术前放疗

手术前放疗旨在提高手术切除率，减少术中造成肿瘤播散的危险。对估计手术切除无困难的病人，术前大剂量少分割放疗；肿瘤巨大或有外侵，估计手术切除有困难，一般采用常规分隔放疗。放疗距手术时间一般以 50 天左右为宜，最长不超过 3 个月。

手术后放疗

一般用于术前估计不足、手术切除肿瘤不彻底的病例。

腔内短距离放疗

主要用于局限在大支气管的癌灶，可采用后装技术，通过纤支镜将导管置于支气管病灶处，用铱作近距离放疗。与体外照射配合能提高治疗效果。

肺癌放疗效果怎么样？

早期肺癌单纯放疗疗效较好，5 年生存率在 50% 左右。对于Ⅲ期肺癌，采用单纯放疗 5 年生存率在 8%～10%，采用同步放化疗则为 18%～22%。

哪些病人适合化疗？

近 20 多年来，肿瘤化疗发展迅速，应用广泛，从目前国内外资料看，对小细胞肺癌的疗效，无论早期或晚期较肯定，甚至有根治的少数报告，对非小细胞肺癌也有一定疗效，但仅为姑息作用，有待进一步提高。近年来，化疗在肺癌中的作用已不再限于不能手术的晚期肺癌，而常作为全身治疗列入肺癌的综合治疗方法。

手术前、后化疗，对于能手术或经化疗肿块缩小后有手术条件的病人，应尽可能将原发灶切除，去除局部复发的可能性。术前化疗一般以 2～3 个疗程为宜，防止病变治疗不足和因疗程过长引起过度纤维化造成手术困难。术前化疗对凡已明确有胸内淋巴结转移者均需采用，对 I 期无胸内淋巴结转移者是否需用术前化疗尚有待于探索。术后化疗对术后长期生存率影响较大，必须强调应用，一般赞成化疗 4～6 个以上周期。如化疗虽然有效，但估计手术不能切除干净和术中发现病变不能全部切净还应给予区域性放射治疗。

哪些病人不适合化疗？

1. 年老体衰或恶病质者。

2. 心、肝、肾功能严重障碍者。

3. 骨髓功能不佳，白细胞在 3×10^9/L 以下，血小板在 80×10^9/L（直接计数）以下者。

4. 有并发症和感染发热、出血倾向等。

肺癌有胸水后该怎么办？

肺癌胸水主要是靠抽取胸水为主，可是极易出现反复发作，往往抽完后又会再次出现，不易进行彻底的消除。故在抽取胸水的同时也需要向胸腔内注入抗癌药物、硬化剂、免疫调节药等药物,其机制就是直接杀伤癌细胞,减缓肺癌胸水的产生。

肺癌出现脑转移后该如何治疗?

肺癌脑转移是肺癌治疗失败的常见原因,肺癌脑转移病人自然生存期仅1个月。上世纪50年代,肾上腺皮质激素被发现可改善颅内转移病人的症状,并使脑转移患者中位生存期(MST)由1个月提高至2个月。70年代,全脑放射治疗成为脑转移的标准治疗方案,使MST提高至大约4~6个月,同时提高了生存质量。80年代,采用手术切除加术后放疗治疗单发脑转移病人,较单独放疗者生存期延长一倍。

近年来,随着脑转移瘤的诊断、手术技术改进以及立体定向放射技术的应用,采用积极的综合治疗,使仅有脑转移者进一步延长了生存期,提高了生存质量。

放疗、化疗、外科治疗和SRT对脑转移瘤均具有姑息治疗作用。同时,予对症支持治疗可以减少并发症和提高疗效。治疗方式的选择应根据患者全身状况、颅外系统性疾病控制情况以及脑转移瘤病灶大小、数量和部位等综合考虑,选择针对个体的最佳治疗方案。

肺癌靶向治疗药物有哪些?

根据药物的性质和作用靶点,在肺癌治疗中常用的靶向治疗主要有两类,其中以吉非替尼(易瑞沙)、厄罗替尼(特罗凯)为代表的肿瘤表皮生长因子受体抑制剂应用最为广泛。

科学研究表明,EGFR(表皮生长因子受体)基因扩增突变的患者对该类药物敏感,其具体特征为东方人、女性、不吸烟、肺腺癌患者。临床统计表明,该类患者的用药缓解率为

20%，对高选择人群的一线治疗有效率可达 40%～90%，中位生存期可以延长 5～15 个月。

肺癌服用靶向治疗药物之前需做哪些特殊检测？

要做分子靶向治疗，需要先进一步明确诊断，确定病理类型。因为分子靶向治疗主要对 EGFR 基因突变的腺癌的治疗效果更好，有效率 30%，疾病控制率在腺癌中达到 60%，但对于鳞癌疗效不如化疗。如果有痰的话可以痰查癌细胞确定病理类型，也可以肺穿刺活检，先做病理类型检查后再使用分子靶向治疗。

什么是肝癌？

肝脏是人体最重要的脏器之一，在消化、排毒、维生素及激素的代谢和储存等方面发挥着重要的生理作用，关注肝脏相关疾病，合理减少可能损伤肝脏的因素是保证机体健康的关键。

人们平常所说的肝癌多指的是肝脏的恶性肿瘤，是一个笼统的称谓。实际上，肝脏的恶性肿瘤可以分为原发性和继发性两大类。原发性肝脏恶性肿瘤起源于肝脏的上皮或间叶组织，前者称为原发性肝癌，在我国是一种高发的，危害极大的恶性肿瘤；而后者则被称做肉瘤，相对于原发性肝癌，这类恶性肿瘤的发病率则要小得多。

肝癌的发病情况如何？

本文将就发病率较高的原发性肝癌（以下简称为肝癌）做

一个简单的介绍。

　　根据最新统计，肝癌是世界范围内最常见的 10 种恶性肿瘤之一，在各种恶性肿瘤的致死原因中，肝癌在男性中位列第 7，在女性中则位列第 9。此外，肝癌的发病率在全球范围中存在着地区差异性。在东南亚、西太平洋地区和非洲撒哈拉沙漠以南的东、南及中非国家是肝癌的高发区，日本、法国和意大利等属于中发地区，而英美、北欧等国家则为低发区。据卫生部新近公布的肿瘤发病率和死亡率资料中显示，肝癌的发病率和死亡率在多数地区中位列前 3 位，肝癌正严重威胁我国人民健康和生命。

肝癌如何分类？

　　原发性肝癌按细胞分型可以分为肝细胞型肝癌、胆管细胞型肝癌及混合型肝癌。按肿瘤的形态可分为结节型、巨块型和弥漫型。巨块型常为单发性癌块，也可由多个结节汇集而形成一个巨大块。癌块直径一般都在 10cm 以上，有假包膜形成，中心区常因为供血不足而发生坏死、出血，甚至发生肝癌破裂和腹腔内出血等并发症。结节型可为单个或多个大小不等结节散在肝内，多与与周围组织分界不清，此型则多伴有肝硬化，恶性程度较高。弥漫型较少见，结节一般都很小，大小相差不多，呈灰白色，散布全肝，伴有肝硬化，有时与肝硬化结节很难区分，病情多进展较快，预后极差。

什么人容易患肝癌？

　　目前肝癌的病因及发病机制尚未完全清楚，目前普遍认为，肝癌的发生是多因素、多步骤的复杂过程，受环境和遗传双重因素的影响。流行病学调查研究的资料表明，以下的这几类人是肝癌的高发人群。

慢性肝炎病人

乙型肝炎病毒（HBV）和丙型肝炎病毒（HCV）的感染是肝癌发病的一个主要的相关因素。通过我国一项关于5000余例病例的调查研究的结果证实，在经手术切除和病例证实的肝癌患者中，乙肝表面抗原（HBsAg）的阳性率可达70％左右。流行病学研究表明，乙肝流行的地区也是肝癌的高发地区，患过乙肝的人比没有患过乙肝的人患肝癌的机会要多。

饮食习惯不当者

不佳的饮食习惯如长期进食霉变的食物、好食含亚硝酸盐食物是促发肝癌的重要因素。流行病学研究表明，我国的一些肝癌高发区，亦常为气候较为潮湿的地区。潮湿的气候易导致食物的霉变。此外，20世纪70年代初我国肝癌高发区的流行病学研究就已表明，水质的污染和肝癌发病有关。日常饮食的亚硝酸盐的量并不会对人体造成伤害，但长期大量食用亚硝酸盐再能及时有效地排出时，可以在体内转化为亚硝胺类，后者具有明显的致癌作用。

长期大量饮酒者

长期大量酗酒的人，可能就会对肝脏功能造成永久性的损伤。这种永久性的损伤在一定程度上表现为肝硬化的发病率很高。特别是在已患慢性肝炎基础上，长期大量饮酒，就会加快加重肝硬化的形成和病程的进展，促进肝癌的发生。酒精对肝细胞的毒性使得肝脏对脂肪酸的分解和代谢发生障碍，从而引起肝细胞内的脂肪沉积而形成脂肪肝。在脂肪肝的基础上，进而会出现肝纤维化、肝硬化、乃至肝癌的发生。另一方面，一些理论认为，酒精会刺激垂体的分泌，加快细胞分裂的速度，从而增加癌症发生的概率。

虽然目前肝癌发生的具体分子学机制尚未完全清楚，但是了解一些与肝癌相关的危险因素，避免可能存在的相关致病因素，能够有效地降低肝癌发生的几率，从而到一定预防的作用。

肝癌有哪些表现？

肝癌的发病率和病死率如此之高，预后也相对较差，如何早期发现肝癌，肝癌又有哪些表现呢？实际上肝癌早期的症状并不是很典型，多无特异性症状，而只存在一些临床上的征象。当以下这些症状出现，而患者又是肝癌发病的高发人群时，就要高度警惕肝癌发生的可能了。

食欲明显减退

由于肝细胞损伤，在早期可能因为损伤肝功能后影响了胆汁分泌和排出，从而出现腹部胀闷、消化不良等症状，严重时可能会出现恶心、呕吐的症状。

肝区疼痛

右上腹部可能出现持续性或间歇性的隐痛、胀痛或刺痛，以夜间或劳累后加重；如果既往肝病的患者的右上腹痛由间歇性发作转为持续性疼痛，且疼痛程度逐渐加重，未见明显好转的，则应高度警惕了。

不明原因的发热

多为 37.5～38℃ 的低热。个别温度可高达 39℃。这种由于恶性肿瘤所引起的发热有一个特点，就是使用抗生素抗感染治疗多无效，而用解热镇痛药治疗常可退热。具体发热原因目前尚不完全清楚，可能与癌组织的出血、坏死有关，也有可能与巨大癌肿压迫肝内胆管有关。

乏力、消瘦

早期乏力消瘦的症状多不是很明显，但随着癌肿的进展，症状多逐渐加重，体重也明显减轻。晚期患者多会出现极度消瘦。

如何早期发现肝癌？

近些年来，随着 B 超、CT、磁共振等医学影像学技术的广泛应用，肝癌的诊断已经由难变易，即便很多的早期肝癌在诊断上也不存在困难。对临床上常常用到的辅助检查的方法，下面我们做一个简单的介绍：

肝癌血清标志物的监测

随着对于肝癌发生发展过程的分子生物学研究的深入，一些血清标志物的发现，大大提高了肝癌的早期检出率。在这些肝癌血清标记物的监测中，敏感性最强的是甲胎蛋白（AFP）监测。AFP 最早由前苏联学者发现，是目前肝癌诊断方面最常用，也是最重要的血清标志物，它对于肝细胞癌有相对的专一性，在肝癌的诊断上，正确率可达到 90％ 以上。但是，AFP 的监测也有一定的误诊概率，特别是一些肝炎、肝硬化的病人，有时也可出现 AFP 低浓度阳性。此外，约有 30％～40％的肝癌患者的 AFP 为阴性。因此，血清标志物的检查，是一种很方便、便捷的筛查手段，但仍应该结合进一步的影像学检查，甚至手术病理证实，才能够明确诊断。

超声检查

超声检查是目前门诊筛查常用的影像学检查手段，它的优点是：无创伤、无辐射、操作简便和在短时间内可以多次检查，是目前肝癌影像检查中最常用的诊断方法，常作为高危人群的筛查工具，可以早期发现肝癌，它能够分辨的最小的分辨率为1cm。

CT 扫描

随着设备的更新交替，CT 检查已经成为肝癌的定性及定位诊断的常规检测技术，相比于腹部超声，它有着更高的分辨率，能够明确地显示癌肿的位置、大小及周围脏器和重要血管的关系，对于肝癌的术前分期和评估有着很高的价值。此外，借助计算机软件对 CT 图像上的血管进行三维重建，能够进一步明确癌肿与肝脏内外血管的关系，以方便临床医生进一步制定手术方案。

磁共振显像技术（MRI）

MRI 检查的主要优点是：在没有放射性损伤的同时，对于软组织的分辨能力要优于 CT，能够很好地鉴别肝癌和血管瘤。相关研究表明，对于大于 2cm 的肝癌，MRI 的检出率约为 97.5%。

肝癌的外科治疗方式有哪些？

肝切除术

肝切除术已经成为我国肝癌治疗的首选方式，随着外科研究的深入，肝切除术的疗效越来越受到肯定。相关研究表明，肝癌患者肝切除术后的 5 年生存率已经由上世纪 60 年代的 16% 提高到了 48.6%。肝切除术已经真正成为了肝癌治疗的首选治疗方法。下述患者适合施行肝切除术：

首先，患者全身情况良好，没有严重的心、肺、肾等重要脏器的器质性病变或者功能障碍。

其次，患者肝功能正常，或者基本正常，以确保不会出现术后的肝功能衰竭，术前不存在黄疸、腹水等肝功能异常的表现。

此外，对于癌肿的范围也有要求。癌肿需要局限于肝的一叶或半肝内，或者肿瘤虽然侵犯了肝脏的三个叶，但是余下的肝脏并没有明显的肝硬化，远处脏器没有广泛转移。

肝癌的姑息性外科治疗

近些年来随着影像学技术和介入治疗技术的迅猛发展，姑息性外科治疗肝癌成为了越来越多不宜施行根治性肝切除术的患者的选择。

所谓姑息性外科治疗主要包括两部分：姑息性肿瘤切除术和非肿瘤切除性外科手术。主要适用的人群包括如下：

1. 术前判断有肝切除术指征，但术中发现肿瘤无法完整切除的患者。

2. 术前已经发现无法进行手术切除，但又缺乏介入治疗的条件，患者肝脏功能良好，不存在远处转移的。

3. 肝癌患者出现危及生命的并发症如巨大肝癌破裂出血，经保守治疗无法控制出血的患者。

肝移植术

肝癌施行肝移植术治疗，不只可以全肝切除，完整地清除肝脏上的癌肿，而且可以清除了肝硬化后的肝细胞——这一肝癌好发的因素。有资料表明，肝移植术后长期生存者，生存的质量要优于肝部分切除术后的患者。

肝癌的非手术疗法有哪些？

介入治疗

介入治疗是指借助影像技术的引导，在瘤体内或者区域性血管内进行的物理、化学等非手术治疗。目前肝癌介入治疗主要包括放射介入治疗和超声介入治疗两大类。放射介入治疗主要指经导管动脉化疗栓塞。对于肿瘤巨大或者多发不能施行手术切除，但是肝功能正常的患者，在没有其他重要脏器的器质性病变的同时，都可以施行放射介入治疗。超声介入治疗则主要包括经皮无水酒精注射、经皮射频消融、微波、激光、高功率超声聚焦等的热凝等在超声引导下的介入治疗手段。

生物及中医治疗

主要包括肝癌的基因治疗、过继性免疫治疗、细胞因子治疗及单克隆抗体导向治疗等通过生物相关技术进行的肿瘤杀灭治疗。目前临床上比较常用的生物治疗方法是细胞因子，如干扰素的应用。大量研究结果表明，α 或 β 干扰素治疗可延缓肝硬化向肝癌的发展，其他的一些非特异性的免疫增强剂，如胸腺肽等，也被临床广泛应用，中医中药治疗肝癌在我国也有着广泛的临床应用。临床医生多将中医中药治疗与手术治疗、放疗、化疗和免疫治疗相结合，对控制肿瘤生长、改善症状、提高机体的免疫力起到了积极的作用。临床上常用的中药主要有两种方法，一是单方或成药为主，二是以辩证施治为主，两者多结合应用。

放射治疗

放射治疗也就是我们平时所说的放疗，主要包括外照射和内照射等。研究资料表明，有效的放疗可以使得部分肿块缩小，症状缓解并最终起到延长患者生命的作用。但是由于对肝脏的大剂量的外照射可能会引起放射性肝炎，不只在放疗前要对癌肿进行准确的定位，在挑选放疗病人时也要有所选择。总的来说，放射治疗主要适用于全身情况较好，肝功能正常或接近正常，癌肿较局限而又不能手术切除的患者，或者肝切除术后肝创面有残癌或手术切除后又复发的患者。

全身性化学治疗

在肝癌的治疗上有着很多年的历史，这种疗法由于给药是全身给药，所以主要应用于全身情况较好的患者，一般对于弥漫型肝癌的患者效果较好，而对于局块型肝癌则疗效较差。此外，相关研究认为，单独使用某种全身化疗药物对肝癌的疗效很差，临床上常选择作用环节和毒性不同的药物联合使用，达到有效抑制肿瘤再生长和灭活肿瘤细胞的作用。

相关病例研究表明，施行肝切除术的肝癌患者其总体的 5 年生存率可达到 50％左右。约 1/5 的巨大癌肿的肝癌患者在经过综合治疗缩小后，仍可行二期手术切除，其 5 年生存率可达 60％以上。但是有一点需要注意的是，肝癌发现时能够行肝切除术的患者不到 20％，绝大部分中晚期肝癌尚缺乏有效的治疗措施。

总的来说，肝癌治疗主要有两个关键，一方面要早诊断，早治疗，早期肝癌的治疗效果要远远好于中晚期肝癌的治疗效果；另一方面，肝癌的治疗是一个多种治疗手段相互结合的综合治疗的过程，目前国际上比较通用的诊疗模式是通过构建以改善患者预后为核心的多学科协作诊疗模式。因此，正规的系统综合性治疗才是真正治愈的希望。

什么是胃癌？

通俗地说，胃癌就是胃上长了肿瘤，而且是恶性的。胃癌是胃部最常见的恶性肿瘤，约占胃恶性肿瘤的 95％以上。虽然胃癌全球总发病率有所下降，但 2/3 胃癌病例分布在发展中国家，尤以日本、中国及其他东亚国家高发。该病在我国仍是最常见的恶性肿瘤之一。

哪些生活因素和胃癌密切相关？

胃癌形成的原因是很复杂的。目前医疗的水平还没有确切发现胃癌的真正成因。研究发现，胃癌应该是由多重因素共同影响形成的。

1. 饮食习惯与胃癌的发生有密切的关系，据统计，喜吃熏烤的食物、肉类、腌制食品以及过多摄入食盐等胃癌的发生率较高。

2. 食用发霉的食物。发霉的食物中含有较多的黄曲霉毒素，黄曲霉毒素是诱发胃癌的主要因素。

3. 胃癌与食物中缺乏新鲜蔬菜与水果，导致营养素失衡有关。暴饮暴食，食物过烫，进食太快，抽烟、喝酒也较容易促进胃癌的发生。

4. 患有萎缩性胃炎、胃溃疡、胃息肉、肠化生、恶性贫血及做过胃大部分切除术后的残胃等，都有癌变的危险。

5. 需要注意的是，A 型血型同时又合并有以上因素者，更易患胃癌。

胃癌会遗传吗？

胃癌患者并不表现出直接的遗传性，但是遗传因素也是胃癌发生的众多因素之一。与胃癌病人有血缘关系的亲属其胃癌发病率高于一般人群 2～4 倍，有明显的家族聚集倾向。浸润型胃癌有更高的家族发病倾向，提示该型与遗传因素有关。

胃癌有什么特殊的症状吗？

多数胃癌病人发病初期都有上腹部不适、隐痛的症状，或心窝部隐隐作痛。疼痛常捉摸不定，无明显规律，有时还伴有反酸、上腹部闷胀感、服用一般胃药后症状会缓解，所以胃癌本身早期没有明显的特异性症状，早期胃癌基本上都是在进行胃镜检查时发现的。

在全球范围内，早期胃癌发现率仅占 10%～20%。进展期胃癌最早出现的症状是上腹痛，常同时伴有纳差，厌食，体重减轻。腹痛可急可缓，开始仅为上腹饱胀不适，餐后更甚，继之有隐痛不适，偶呈节律性溃疡样疼痛，但这种疼痛不能被进食或服用制酸剂缓解。

胃癌发生并发症或转移时可出现一些特殊症状。并发幽门梗阻时可有恶心呕吐，溃疡型胃癌出血时可引起呕血或黑粪等消化道出血症状，继之出现贫血。胃癌转移至肝脏可引起右上腹痛，黄疸和/或发热；转移至肺可引起咳嗽、呃逆、咯血，累及胸膜可产生胸腔积液而发生呼吸困难；肿瘤侵及胰腺时，可出现背部放射性疼痛。

胃癌主要有哪些检查方法？

主要的检查方法有胃镜、胃镜超声、胃的钡餐造影、CT检查以及化验检查等，最好的还是胃镜检查，如果发现病变，可以同时进行取病理检查。具体的一些检查手段如下：

实验室检查

粪便隐血实验常呈持续阳性，有辅助诊断意义。缺铁性贫血较常见，系长期失血所致。肿瘤血清学检查，如 CEA、CA19-9、CA125、CA72-4 可能出现异常，但对诊断胃癌的意义不大，也不作为常规检查。这些指标对于监测胃癌预后及化疗疗效有一定价值。

上消化道造影

常采用气钡双重造影，可清楚显示胃轮廓、蠕动情况、黏膜形态、排空时间，有无充盈缺损、龛影等，通过黏膜相和充盈相的观察作出诊断。早期胃癌的主要改变为黏膜相异常，进展期胃癌的形态与胃癌大体分型基本一致，是目前诊断胃癌的常用方法。

内镜检查

肿瘤

67

内镜检查是诊断胃癌最直接准确有效的诊断方法。胃镜检查直接观察胃黏膜病变的部位和范围，并可获取病变组织作病理学检查，是诊断胃癌的最有效方法，为提高诊断率，对可疑病变组织活检不应少于 4 处。内镜下活体染色技术，可显著提高小胃癌和微小胃癌的检出率。采用带超声探头的纤维胃镜，对病变区域进行超声探测成像，有助于了解肿瘤浸润深度以及周围脏器和淋巴结有无侵犯和转移。

腹部超声

腹部超声在胃癌诊断中，主要用于观察胃的周围实质性脏器（特别是肝、胰）受浸润及淋巴结转移的情况。

CT 平扫及增强扫描

CT 在评价胃癌病变范围、局部淋巴结转移和远处转移状况等方面具有重要价值，有助于胃癌的诊断和术前临床分期。了解胃肿瘤侵犯情况，与周围脏器关系，有无切除可能，应当作为胃癌术前分期的常规方法。

扫描部位应当包括原发部位及可能的转移部位。在无造影剂使用禁忌证的情况下，建议在胃腔呈良好充盈状态下进行增强 CT 扫描。胃充盈程度会影响检查的准确度。

诊断通过 X 线钡餐检查和纤维胃镜加活组织检查，诊断胃癌已不再困难。但由于早期胃癌无特异性症状，病人的就诊率低，加上缺乏有效便利的普查筛选手段，目前国内早期胃癌占胃癌住院病人的比例还不到 10%。为提高早期胃癌诊断率，对有胃癌家族史或原有胃病史的人群定期检查。

幽门螺旋杆菌和胃癌有关系吗？

感染幽门螺杆菌会导致慢性胃炎溃疡病，近年来很多的研究发现，感染幽门螺旋杆菌的人较常人的胃癌发病率要高很多。幽门螺旋杆菌的慢性感染对消化性溃疡的形成起重要作用，而且很多幽门螺旋杆菌感染的慢性胃炎被证实与胃黏膜上皮细胞的增殖和淋巴组织恶性病变有密切关系，所以国际癌症研究会把幽门螺旋杆菌列为胃癌的重要致癌病原。

胃癌 "扩散" 了是什么意思？

扩散了就是恶性肿瘤发展到一定的程度，会发生转移。胃癌的转移包括以下几个方面：

1. 直接蔓延：侵袭至相邻器官。

2. 淋巴结转移：一般先转移到局部淋巴结，再到远处淋巴结。

3. 血行播散：晚期患者多见，最常转移到肝脏，其次是肺、腹膜等。也可出现在骨、脑、肾上腺、肾器官上。

4. 种植转移：癌细胞侵出浆膜层后脱落入腹腔，种植于肠壁和盆腔，最易发生于上腹部、肠系膜之上。胃癌易种植于卵巢，也可在直肠、膀胱周围种植。

胃癌的治疗方法主要有哪些？

胃癌需要多学科的规范化治疗和综合性治疗，包括手术、化疗、放疗、靶向治疗、免疫治疗和中药治疗等。手术治疗分为根治性手术和姑息性手术两类。顾名思义，根治性手术就是整块切除癌变组织及清除胃周围的淋巴结，姑息性手术则是不得已的手术，原发灶无法切除，或是无法切除干净，为了减轻由于梗阻、穿孔、出血等并发症引起的症状而做的手术。近些年来，为了提高手术治疗效果，往往需要联合其他一些治疗方法。一般治疗方案包括术前、中、后配合放射治疗或化学治疗。胃癌的免疫治疗包括非特异生物反应调节剂如卡介苗等,细胞因子如白介素、干扰素、肿瘤坏死因子等,以及分子靶向药物治疗等。

胃癌必须手术吗?

胃癌一经确诊,手术治疗是第一位的。手术切除仍然是目前唯一可以根治胃癌的手段,特别是对于早期胃癌。因此,提高手术切除率是提高胃癌患者生存率的切实措施。即便是晚期胃癌,尽管已不能做根治性手术,也只需将主要的癌肿切除掉,可消除癌肿可能造成的出血、梗阻、穿孔等并发病,减少了癌肿对人体带来的不利影响,能起到减轻患者症状、提高患者生活质量、延长生存期的效果。而且将主要的癌肿切除后,可以为术后的辅助化疗奠定基础,创造有利的条件。

腹腔镜能够治疗胃癌吗?

随着医疗水平的不断进步和医疗器械的不断开发,腹腔镜技术得到了快速的发展,腹腔镜手术就是我们常说的"打眼手术",目前的治疗规范要求,术前的腹腔镜探查是必须的,术前探查结果能够指导肿瘤分期。早期胃癌和部分进展期胃癌,通过腹腔镜手术已经能够达到良好的根治效果,而且,接受腹腔镜手术的病人,由于损伤小,身体恢复快,能够早期下床活动。手术后,患者的综合体质恢复快,更有利于胃癌的治疗,已经越来越受到人们的重视。

胃癌的化疗方法主要有哪些?

对于占大多数的中晚期患者来说,化疗是必不可少的,分为术前、术后化疗。

术前化疗即新辅助化疗，可使肿瘤缩小，增加手术根治及治愈机会。对无远处转移的局部进展期胃癌，推荐新辅助化疗，应当采用两药或三药联合的化疗方案，不宜单药应用。新辅助化疗的时限一般不超过 3 个月，应当及时评估疗效，并注意判断不良反应，避免增加手术并发症。

对于病理类型恶性程度高，癌灶面积大于 $5cm^2$，多发癌灶，年龄低于 40 岁者，只要身体条件允许，一般需要化疗。化疗后进展期胃癌的中位生存时间仍然小于 9 个月。

术后化疗方式主要包括静脉、口服、腹腔内化疗等。单一药物化疗只适合于早期需要化疗的患者或不能承受联合化疗者。常用药物有 5-氟尿嘧啶（5-FU）、卡培他滨、奥沙利铂、伊立替康、替加氟（FT-207）、丝裂霉素（MMC）、阿霉素（ADM）、顺铂（DDP）、卡铂等。

联合化疗指采用两种以上化学药物的方案，一般只采用2～3 种药物联合，以免增加药物毒副作用。近年来紫杉醇、拓扑酶抑制剂、希罗达等新的化疗药物用于胃癌，单药有效率约 20％左右，联合用药可提高化疗效果。对体力状态差、高龄患者，考虑采用口服氟尿嘧啶类药物或紫杉类药物的单药化疗。对 HER_2 表达呈阳性的晚期胃癌患者，可考虑在化疗的基础上，联合使用分子靶向治疗药物曲妥珠单抗。

胃癌如何预防？

由于胃癌病因未明，故缺乏有效的病因预防，但一些与胃癌发病密切相关的因素已被逐步阐明。因此，我们可以通过改变不良生活习惯来减少胃癌的发病率。

1. 通过减少致癌物或致癌物前体的摄入，降低胃癌的发病率，达到预防胃癌的目的。尽量少吃腌制的咸肉、咸鱼、烟熏、油炸、烘烤的肉类。

2. 不食霉变的粮食或食品。

3. 提倡低盐饮食（世界卫生组织建议每人每日食盐摄入量应在 6 克以下）。

4. 多食富含维生素及微量元素的食物，如新鲜蔬菜和水果，新鲜肉、鱼、蛋、牛奶和大豆制品。

5. 按时进餐、不暴饮暴食、避免食用过硬、过烫的食物。

6. 少吸烟或不吸烟，少饮烈性酒亦有助于胃癌的预防。

7. 幽门螺杆菌与胃癌的发生密切相关，长期感染幽门螺杆菌将使胃癌的发病率增高，应予根除 HP 治疗。

8. 早期诊断与治疗。在胃癌高发地区对高危人群定期普查，是一个很好的办法。尤其是对胃癌的癌前状态（如慢性萎缩性胃炎、胃溃疡、胃息肉、胃良性疾病术后残胃等）和癌前病变（胃黏膜上皮异型增生，胃黏膜肠上皮化生）进行追踪随访、定期做胃镜复查等，对胃癌的预防具有重要的意义。

乳腺增生症有哪些症状？

乳腺增生多见于中年女性，绝经后较少见，常见的症状有乳腺疼痛及结节，可发生一侧或两侧乳腺。在月经来潮前或情绪波动、劳累时症状明显或加重，可以是间断出现也可以持续一段时间，疼痛有时会牵扯到腋窝且每个人疼痛程度不一样，有的轻微，有的人疼痛十分严重。月经结束后疼痛和结节可以完全或部分缓解，但有些女性疼痛或结节表现与月经周期无明显关系。

乳腺增生症的治疗方法有哪些？

乳腺增生的治疗一般以自我调节为主，药物治疗为辅。症状轻者可以放松心情，缓解精神压力，保持情绪平稳，调整生活规律，注意劳逸结合，采用低脂饮食，适当参加锻炼活动，症状多在数月内自行减轻，不用进行药物治疗。

症状明显的患者需药物治疗，中药或西药均可选择，中药在治疗乳腺增生方面多采用疏肝理气、软坚散结方法治疗，收到较好的效果。西药主要是口服以三苯氧胺（他莫西芬）为代表的药物。

症状严重且结节孤立较硬者建议手术切除。但对于以疼痛为主要表现或结节为多发者则不适宜手术，还应以自我调节和药物治疗为主。

生活中如何预防乳腺增生？

1. 保持积极乐观的情绪，避免情绪激动。在生活中要学会对别人宽容些，适当降低一些对事、对人、对己的标准或要求，退一步海阔天空。

2. 少吃油炸食品、动物脂肪、甜食及补品，多吃蔬菜和水果，多吃粗粮豆制品等。还可以吃一些海带、紫菜、黑木耳、各种菌类。

3. 生活要有规律、劳逸结合，养成良好的生活方式。早起早睡、不要长时间看电视玩游戏，更不要为一部电视剧熬夜。

4. 多运动，防止肥胖。老年人要选择适合自己的活动内容。

5. 避免滥用避孕药及含雌激素的食物或美容产品。

乳头溢液是怎么回事？

乳头溢液有两种情况，一种是自发流出的（自发性溢液），一种是经过挤压才流出的（非自发性溢液），前者发生率低，后者发生率高，有多半妇女可以在按摩、挤压等刺激下发生乳头溢液。发现乳头溢液时病人都会害怕，但实际上乳头溢液不一定是疾病的表现，95％与乳腺癌无关。

生理性乳头溢液常为双侧的，溢液常见无色透明像水一样但略有粘稠感，也可以是淡黄色、乳白色、草绿色、褐色等，多在挤压或刺激时出现，溢液量不会很多。

病理性乳头溢液常为单侧，自发性、间断性，常局限单个导管，溢液可为血性、无色透明的、草绿色或紫黑色（一般为陈旧性出血）。最常见疾病为导管内乳头状瘤和乳头状瘤病，其次是导管扩张症和乳腺增生症。乳腺癌中只有不到10％患者伴有乳头溢液。

什么是乳腺癌？

在我国，乳腺癌已成为女性最常见的恶性肿瘤之一，居女性恶性肿瘤死亡率的首位。在全世界，乳腺癌的发病率逐年升高，且出现老龄化趋势，乳腺癌已经成为严重威胁妇女健康、特别是老年妇女健康的重要疾病。

乳腺癌是发生在乳腺腺上皮组织的恶性肿瘤，99％的乳腺癌发生在女性，男性乳腺癌仅占1％。目前乳腺癌已成为威胁女性身心健康的主要杀手。

乳腺癌发病情况怎样？

乳腺癌是危害女性健康的主要恶性肿瘤之一，我国城区乳腺癌发病率以平均每年 4％幅度递增。1975 年中国乳腺癌死亡率为 3.77/10 万，1990 年为 4.9/10 万上升了 13％。总的特点是：沿海城市高于内陆地区，经济发达、人口密度高的城市高于经济落后、人口密度低的城市。北京城区居民乳腺癌发病率为 25.7 万/10 万，上海城区为 27.2/10 万，天津发病率为24.94/10 万。

乳腺癌高危因素有哪些？

多年的国内外相关研究已经发现了一些与乳腺癌发病有关的因素。概括起来，目前已经明确或比较明确的乳腺癌危险因素主要有以下几个方面：

月经因素

月经初潮年龄小（＜12 岁）、绝经年龄大（＞55 岁）和行经时间长都是乳腺癌发病的危险因素。

生育因素

独身，初产年龄大（＞35 岁）或不生育是乳腺癌发病的危险因素。

外源性雌激素

这包括含有雌激素的口服避孕药和绝经后妇女应用雌激素替代治疗。

体 质

绝经后体重增加也是乳腺癌发病的危险因素。有研究认为，高个身材也是乳癌危险因素。

饮食因素

饮酒和高脂肪饮食可增加患乳癌危险。

地域，种族，经济，文化因素

就全球来讲，北美洲和北欧国家的乳癌发病率是最高的。高经济收入阶层，高文化层次妇女患乳癌率高于乡村妇女。

乳腺疾病史

既往患乳腺良性疾病且病理证实有非典型增生者、曾有乳腺原位癌病史者、一侧曾患乳癌者，其患乳癌的危险都会增高。

乳癌家族史

乳癌有一定的家族集聚倾向性。

乳腺癌有哪些检查方法？

临床体检

临床体检有临床专科医生进行查体。

钼靶 X 线检查

钼靶 X 线检查是最常见的乳腺影像学检查方法，该方法对于乳腺检查有重要意义，因为早期乳腺癌可以通过钼靶 X 线检查发现异常表现，目前已将钼靶 X 线检查列为乳腺普查的常规检查。

乳腺彩超检查

乳腺超声也是临床常用的检查方法，可以和钼靶 X 线互相补充，它在观察乳腺细致结构方面有其优势。可以通过病灶内部血液供应特点分析病灶性质做出准确判断，鉴别肿物是囊性的还是实性有突出优势，准确率可达 95％。检查腋窝和锁骨上下淋巴结也是超声强项。

磁共振检查

　　磁共振检查对于致密型乳腺是不错的选择。对于临床上高度怀疑乳腺癌但常规检查方法不能发现明显异常，可以选择磁共振进一步检查。

乳头溢液细胞学涂片检查及纤维乳管内窥镜检查

　　乳头溢液细胞学涂片检查及纤维乳管内窥镜检查适合于乳头溢液病人，或溢液量多或血性可疑肿块的穿刺细胞学或病理组织学检查。

如何做到早发现乳腺癌？

　　Ⅰ期乳腺癌 90％ 可以治愈，Ⅱ、Ⅲ期的患者 5 年生存率只有 70％ 和 45％，Ⅳ期乳腺癌则不可能治愈。越早期诊断出的乳腺癌患者，治疗效果越好。

　　40 岁以上的女性每 1 年就应做一次专门针对乳腺癌的筛查，也就是体检联合钼靶 X 线检测。还要重视自我乳房检查，注意乳房的大小是否对称，是否有小结节，乳房的皮肤、位置有无变化。发现有可疑的变化时，及时去医院检查。

乳腺癌临床体征有哪些？

　　早期乳腺癌常常没有临床症状或体征，下面是典型的乳腺癌体征，一旦出现下列典型的体征表现应立即到医院检查，明确诊断。

　　1. 乳腺肿块，多为无痛单发、质地硬、边缘不清楚、表面欠光滑、活动度差。

　　2. 乳头溢液（多为血性溢液）。

　　3. 乳腺皮肤呈"橘皮样"改变。

　　4. 乳腺出现"酒窝"样皮肤凹陷。

5. 乳腺皮肤发红、发热、肿胀（为炎性乳腺癌表现，但需与乳腺炎鉴别）。

6. 乳头回缩、抬高；或乳头破溃呈湿疹样改变。

7. 腋下淋巴结肿大、质硬、甚至有多个淋巴结肿大或融合成团且固定，晚期还会累及锁骨上淋巴结。

腺肿块不疼不痒用看吗？

我们在临床中会遇到患者无意中发现乳房上有一肿块，不疼不痒没有任何不适，病人往往觉得肿块对自己日常生活无任何影响，就没有及时就诊，等到一年半载的肿块长大了，才来看病，经过检查最后医生诊断为乳腺癌。这种情况容易发生在工作忙且不重视自身健康或不愿意麻烦子女的老年人，不及时就诊会延误治疗最佳时机，影响治疗效果。

老年乳腺癌患者的治疗现状如何？

虽然乳腺癌发病高峰在 50 多岁，但不意味着七八十岁老人不会得乳腺癌，临床见到 80 岁上下的老年女性患乳腺癌的也大有人在。一般来说，由于老年人代谢缓慢，肿瘤发展也相对缓慢，如果早期发现，主要以手术和内分泌治疗为主，如果病人合并明显的慢性病如高血压、心脏病、脑血管病等，手术可以酌情缩小切除范围，甚至可以单纯切除肿瘤，术后可以选择适合老年人的治疗方法，如单纯内分泌治疗，往往不会影响今后的生活质量和自然寿命。但临床上也经常见到老年患者因为没有医学常识，又不太关注自己的身体异常变化，发现不及时或发现了没有及时告诉子女，等到乳腺肿瘤以破溃或上肢出现水肿影响功能活动了才来看病，已失去了最佳的治疗机会。

总的来说，对老年乳腺癌患者的治疗仍然没有引起足够的重视。由于老年人行动不便及多伴有其他慢性病，临床中容易延误就诊时间，且不能接受规范化诊断及治疗。研究发现，对老年人乳腺癌常常仅作临床诊断，获得细胞学证实的患者，在50～59岁组患者为93％，而79岁以上仅83％。另外，在乳腺癌患者中，90％～99％接受了综合治疗，而患乳腺癌的老年患者则较少接受综合治疗。可喜的是，随着人们观念的改变和治疗的进步，上述现状正在逐步得到改变。

乳腺癌会遗传吗？

因为对于乳腺癌的遗传性问题一知半解及某些不良信息夸大乳腺癌的过程中遗传因素，一些乳腺癌患者的直系女性家属（如姐妹、女儿）感到压力很大，有些女性家属由于恐惧甚至过度检查及治疗。其实乳腺癌和大多数恶性肿瘤一样，都是由环境因素和遗传因素的共同作用而发生的。流行病学调查发现，如有一位近亲患乳腺癌，则患病的危险性增加1.5～3倍，如有两位近亲患乳腺癌，则患病率将增加7倍。发病的年龄越轻，亲属中患乳腺癌的危险越大。在乳腺癌的发生机制中，遗传因素只占了很小的一部分。有研究显示，目前已经发现具有明确致病原因的遗传性乳腺癌只有5％左右。临床上大多数乳腺癌属于后天获得性发病，没有明确的遗传性。

如何预防乳腺癌？

1. 提倡母乳喂养且长时哺乳，每胎大于6个月。
2. 避免长期应用雌激素。
3. 避免中年发胖。注意适当活动，如家务劳动、出门多步行、适当减少热量摄入。

4. 多吃蔬菜水果，注意荤素搭配、粗细搭配，少吃高脂肪食物。

建立正确良好的饮食结构及健康的生活方式，养成良好的生活习惯对于预防乳腺癌非常重要。

乳腺癌手术有哪几种方式？

1. 乳腺癌根治术：1894 年由 Halsted 发明了这种手术方法，即切除全部乳腺、胸大肌、胸小肌、清除腋窝淋巴结。现在早期乳腺癌已不再选择这种术式。

2. 仿根治术（改良根治术）：适用于早期乳腺癌病人。术后恢复明显比根治手术快，且并发症少。

3. 单纯切除术：单纯切除整个乳房，主要适用于老年体弱者或有一些严重并发症不能承受长时间手术。

4. 乳腺癌保乳术：仅切除部分乳房或 1/4 乳房，视腋窝淋巴结是否有转移行淋巴结切除。近年来国外做保乳术的越来越多，原因是术后配合放化疗预后并不差，且不影响美观，生活质量高。目前国际上乳腺癌手术趋势是手术范围越做越小了，因为病人对生活质量要求提高，治疗水平也不断提高，和以前大范围根治术切除相比，疗效没有明显区别，但大范围切除对病人影响较大，并发症多，手术后病人从事体力劳动会受影响，劳动能力下降对女性也是很严重的生活障碍。所以近年来治疗理念也在不断改进。

什么人适合保乳手术？

对于女性来说，身患乳腺癌之时，除了担心生命安全外，最为担忧的恐怕是美丽的外形会受到损害，再听说有保乳手术这一招，无异于一道"福音"，可保乳手术并非想做就做得了。

保乳手术即是做一个乳腺癌局部的切除，加上腋窝淋巴结的清扫，术后再进行综合治疗。而且保留乳房手术有条件限制，在充分尊重患者保乳意愿的基础上，肿瘤的大小，肿瘤是否单发，肿块离乳头、乳晕的距离，都是施行保乳手术需考虑的因素。保乳适应症如下：

1. 肿瘤较小（小于3cm）；

2. 肿瘤位于周围，和乳头乳晕有一定距离（大于2cm）；

3. 单发病灶；

4. 腋窝淋巴结无明显转移；

5. 病人乳房不能太小。

保乳手术的禁忌症有哪些？

保乳手术的禁忌症如下：

1. 一侧乳腺有多处癌灶，或散在的恶性钙化灶，经活检证实为多中心乳腺癌；

2. 胸壁曾接受过大剂量放疗；

3. 患有胶原血管性疾病（如硬皮病、活动性系统性红斑狼疮）；

4. 妊娠期乳腺癌。

伴有糖尿病能做乳腺癌手术吗？

既往有糖尿病的患者，最近又得了乳腺癌，能不能做手术治疗要看病人血糖情况如何，比如最近血糖是否稳定在正常水平，如果血糖偏高，就要暂缓手术，请内科医生会诊调节血糖，待血糖接近正常（8～10以下）才可以手术，即便术后血糖应激性升高也不用紧张，可以选择注射胰岛素调节血糖。当然糖尿病患者手术风险肯定比健康人高，要充分做好各种思想准备。

乳腺癌患者术后注意事项有哪些？

1. 术后患肢功能锻炼要根据病情适时开始，须在医生指导下完成。

2. 术后患肢的保护，要注意不在患肢抽血、静脉输液；不提重物。

3. 遵从医师指导，按时进行化疗、放疗等综合治疗。

4. 为了保持外形的美观及身体姿态的平衡，同时为了改善术后生活质量，术后需及时佩戴合适的义乳。

5. 术后一般不用忌口，但对某些含有激素成分的食品及保健品要慎用。

术后病理常规应做哪几项检查？

乳腺癌术后病理检查结果对治疗方案的确定非常重要，也可以说医生如果没有病理结果的信息提示就不能为病人提供规范正确的治疗。病理报告内容如下：

1. 肿瘤大小；

2. 与周围组织是否有浸润；

3. 是否有区域淋巴结转移；

4. 血管内是否有癌栓；

5. 雌孕激素受体 ER/PR 情况；

6. HER_2 表达情况。

乳腺癌患者术后上肢水肿的原因有哪些？

手术原因

行根治术后，由于腋窝清扫切除了大量淋巴管，淋巴液主要依靠代偿机制进行引流，如原来已有的淋巴管及新生的淋巴管和交通支，正常情况下这些代偿机制可以基本保证生理状态下的淋巴引流，但如果在这基础上出现代偿机制的损害或增加淋巴回流受阻的不良因素时，就容易发生淋巴水肿造成上肢水肿。

放疗原因

乳癌在手术后放疗也会对水肿有一定的影响。

伤口愈合原因

乳癌术后伤口愈合不良如感染、积液等也可能会对水肿有影响。另外肥胖或高龄患者也是水肿危险因素。

肿瘤转移

乳癌术后腋窝或肩部淋巴结转移，可以直接压迫或破坏局部淋巴网络，造成水肿。

术后患侧上肢水肿怎么办？

淋巴水肿发生的时间多变，术后1~2年的都有，有的人甚至术后数年才出现。刚开始多数是轻度水肿，很容易被忽视。

1. 预防水肿在日常生活中要尽量避免上肢损伤、感染；

2. 避免上肢药物注射和血压测量；

3. 避免热水浸泡、日光暴晒、桑拿浴；避免穿戴过紧的内衣和饰品；

4. 避免患侧上肢做高强度运动、搬运重东西；

肿瘤

5. 运动量大时可以应用弹力袖带进行保护。

当乳腺癌患者上肢出现水肿时建议您一定要先看医生，排除肿瘤复发或转移造成上肢水肿的可能性。

乳腺癌术后还需行哪些治疗？

手术后的治疗方法主要有化疗、放疗、内分泌治疗和靶向治疗。这些治疗可以单独进行，可以联合使用，医生根据患者的病理检查结果、身体状况等条件综合考虑选择适合的治疗方案。

为什么要对老年乳腺癌患者重视个体化治疗？

在临床治疗中，特别要关注患者年龄因素对治疗的影响。由于老年人常合并其他疾病，因此，在制订治疗方案前，应仔细评估患者各个器官的功能状态，包括骨髓、心、肝、肾、肺功能的综合评估。如果患者有某一器官的功能异常，则应考虑减少用药剂量或者避免使用对该器官功能影响较大的药物或治疗手段。老年人的身体状况差有可能减少抗癌治疗给病人带来的益处，并增加抗癌治疗的危险性。但这不意味着老年患者不能接受规范治疗及选择治愈性手术的主要障碍，如果老年患者身体条件良好，只要在治疗前要做到仔细的评估、治疗过程中密切观察及检测及治疗后细心的护理，老年患者也能得到良好的治疗效果。老年人如合并其他疾病者更适合到较好的综合医院进行治疗。

乳腺癌术后病人为什么要做化疗？

乳腺癌病人术后所作的化疗又叫辅助化疗，是一种全身性的治疗，也是非常重要的治疗，很多循证医学结果显示，如果单纯用手术方法治疗乳腺癌，有大约1/3腋窝淋巴结阴性的患者和3/4以上腋窝淋巴结阳性的病人会出现复发或远处转移，严重者会危及生命。之所以会有这样的结果，是因为乳腺癌患者在手术时身体上就已经存在微小病灶（或称亚临床病灶），这种微小病灶不能被我们的眼睛或仪器发现，因此，单靠手术这种局部治疗手段是不能解决全身问题，所以根治术后行辅助化疗是非常必要的，它可以降低术后复发或转移风险，提高治愈的机会，改善患者长期生存率。

放疗期间有哪些不良反应、如何预防？

由于乳腺癌放射治疗的射野较为固定，范围局限，故引起的放疗反应也较小，最常见的反应是疲乏无力和皮肤改变。少数患者还可有失眠、咽干咽痛等。

1. 为了减轻皮肤反应的发生，放疗期间，患者应穿宽松合适柔软的衣服，每日更换内衣，减少汗渍对局部皮肤的刺激。

2. 洗衣服时，用中性肥皂。

3. 放疗期间，可使用淋浴，但放疗区域皮肤禁止直接使用肥皂，局部皮肤不能揉搓、擦洗。

4. 紫色标记不清楚，应尽快请医生重新描划清楚，治疗结束后，局部皮肤可变黑，以后会逐渐消退。

如果感到疲劳，建议每天午睡1～2个小时，适当休息，增加营养，对缓解疲劳是有帮助的。

什么是内分泌治疗？

内分泌治疗用于治疗激素受体阳性的乳腺癌患者，雌激素受体存在于细胞表面。当有雌激素存在时，就会和位于乳腺癌细胞表面的雌激素受体结合，导致肿瘤发展。内分泌治疗主要通过降低机体内雌激素水平，或抑制雌激素功能而起作用。乳腺癌含有雌激素受体的被称为雌激素受体阳性、激素受体阳性或激素敏感性肿瘤。具有此种类型乳腺癌的患者，可能对内分泌治疗反应良好。对于早期激素受体阳性的乳腺癌患者，内分泌治疗可以减少疾病复发风险，可使 5 年复发率降低 47％，5 年死亡率降低 26％，降低对侧乳腺癌发生风险的一半。对于晚期或转移性的激素受体阳性乳腺癌，内分泌治疗也可以抑制癌细胞的增殖并缩小癌肿。

如何选择内分泌药物？

内分泌治疗乳腺癌的药物主要有两大类。

抗雌激素类药物：抗雌激素类药物代表药物为他莫西芬。主要用于绝经前乳腺癌患者，一般耐受性好，副作用较少见。

芳香化酶抑制剂：芳香化酶抑制剂是一类可阻断或降低雌激素产生的内分泌治疗药物。在绝经期后，少量雌激素仍然在身体的其他部位产生。芳香化酶抑制剂是通过阻断雌激素的产生来发挥作用的，与他莫昔芬相比，可显著降低绝经后激素受体阳性患者的复发风险，疗效优于他莫昔芬，因此成为绝经后激素受体阳性患者辅助内分泌治疗的新标准，如来曲唑、阿那曲唑、依西美坦等。内分泌治疗的标准服药时间是 5 年。

内分泌药物能缩短些时间吗？

内分泌药物三苯氧胺（他莫西芬）、来曲唑、阿那曲唑等都要求病人术后连续服药 5 年，这个时间都是由短期逐渐发展到 5 年的，是通过大规模临床研究数据结果确定的，只有 5 年效果最好。目的是通过合理应用这些药物使患者获得最大的生存机会，使复发和死亡发生率降到最低。

服用他莫西芬有哪些不良反应？

他莫西芬一般副作用较少见，不良反应主要有潮热、恶心呕吐及体重增加等。用药后少数患者出现闭经、或阴道分泌物增多、子宫内膜增厚，极少出现子宫内膜癌。患者比较担心长期服用会增加致癌风险，对于这种担心我们认为，虽然有致癌风险，但发生几率极小。且在服药期间要定期复查盆腔彩超，检查子宫内膜的厚度，如果子宫内膜增厚即可以根据情况随时停药，还是较安全的。

服用芳香化酶抑制剂会有哪些副作用？

服用芳香化酶抑制剂（来曲唑、阿那曲唑、依西美坦）的不良反应多为轻度或中度，以恶心（2%～9%）、头疼（0～7%）、骨丢失及骨质疏松造成的骨痛（4%～10%）、潮热（0～9%）和体重增加（2%～8%）为主要表现，其他少见的还有便秘、腹泻、瘙痒、皮疹、关节痛、胸痛、腹痛、疲倦、失眠、头晕、水肿、高血压、心律不齐、血栓形成、呼吸困难、阴道干燥等。

乳腺癌术后 5 年还会复发或转移吗？

乳腺癌手术 5 年以后还是有可能出现复发或转移的。乳腺癌转移的高峰有两个时间段，一个是 2～3 年期间，还有一个是 7～8 年期间，理论上说，随着时间的延长肿瘤的复发或转移的可能性越来越小，术后时间越长复发或转移的机会越小，人数也就越少，但临床中会有一些术后 10 多年甚至 20 多年出现转移的病人。

术后一旦出现复发或转移病人就有生命危险了吗？

乳腺癌病人术后复发或转移虽然对生存期有影响，但由于近年来临床研究和药物开发，有很多新药或新的肿瘤治疗方法不断出现，为乳腺癌病人提供了更多的治疗机会和更好效果。如蒽环类、紫杉醇、多西紫杉醇、长春瑞滨、卡培他滨、吉西他滨；包括内分泌药物来曲唑、阿那曲唑、依西美坦，靶向治疗药物赫赛汀等都为不同期别的病人提供了很好的治疗效果，能明显延长病人生存时间。

另外，虽然转移病人在分期上都统归为晚期，但肿瘤的病理类型、肿瘤转移的部位及大小、是否有症状、既往治疗情况、病人的心理状态及经济状况、体质强弱等综合因素，决定了选择哪种治疗方案及后期治疗效果。总体说来，乳腺癌是目前治疗效果最好的恶性肿瘤之一，即便是复发转移也有很多药物及方法去治疗。因此，病人一定要树立信心，积极配合治疗，争取最佳的治疗效果和更长的生存期。

恶性积液出现哪些症状？

恶性积液是晚期乳腺癌病人常见的情况。主要常见胸腔积液、心包积液、腹腔积液三个部位的积液。

胸腔积液：积液初期常见憋气，咳嗽喘息，活动量大的时候会出现憋气更明显，同时还可伴有心慌。随着积液不断增多，憋气症状加重，甚至呼吸困难，不能平卧只能垫高枕头或只能一个姿势，甚至夜里只能坐着睡觉。

心包积液：心包是心脏外面的一层薄膜，心包和心脏壁的中间有浆液，能润滑心肌，使心脏活动时不跟胸腔摩擦而受伤。心包积液时症状可见心慌、憋气，严重时可出现呼吸困难，面色苍白，烦躁不安，紫绀，乏力，上腹部疼痛，浮肿，甚至休克。

腹腔积液：最早出现腹胀、进食减少、腹水多时出现腹围增加、尿少、下肢水肿。

脑转移的症状有哪些？

乳腺癌脑转移较肺、肝、骨转移少见，但随着病情进展也可在终末阶段出现脑转移，如果发现及时并给予正确治疗，脑转移病灶也可得到有效控制。下面症状提示有脑转移：

1. 恶心或呕吐；

2. 语言不利或失语；

3. 单侧肢体感觉异常或无力、行走不利甚至偏瘫；

4. 视力下降、视力障碍；

5. 头痛；精神活动，如兴奋、躁动、忧郁、压抑、遗忘、虚构等精神异常表现；耳鸣、耳聋；幻嗅，即可闻到一种并不存在的气味，如烧焦饭或焦橡胶等气味。

具有以上症状之一项或多项即有脑转移的可能，但这些症状不是脑转移特有症状，必须经临床医生鉴别诊断后才能确诊。

HER$_2$是什么意思？

人表皮生长因子受体-2（HER$_2$）是重要的乳腺癌预后判

断因子。HER_2 对癌细胞的生长和存活有重要作用。研究显示，乳腺癌患者中约 20％～25％ 为 HER_2 阳性，其疾病进展速度更快、恶性程度更高、更容易复发和转移、预后也较差。

HER_2 阳性乳腺癌有药治吗？

由于 HER_2 阳性乳腺癌患者的临床特点和生物学行为有特殊表现，治疗模式也与其他类型的乳腺癌有很大的区别。可喜的是，对于这类乳腺癌，科学家已经找到延缓其病程发展的"克星"——曲妥珠单抗（赫赛汀）。作为 HER_2 分子靶向治疗药物，曲妥珠单抗改变了 Her-2 阳性乳腺癌患者的预后，影响了乳腺癌的诊治模式。多项临床研究结果证实，不论是早期还是晚期 HER_2 阳性的乳腺癌患者应用赫赛汀都能提高治疗效果。

影响乳腺癌的预后因素有哪些？

1. 年龄：年纪越轻预后越差。
2. 肿瘤大小：肿瘤越大预后越差。
3. 腋窝淋巴结情况：淋巴结转移数目越多预后越差。
4. 雌激素受体情况：雌激素受体阴性者较受体阳性者预后差。
5. 病理情况：高分化腺癌、粘液癌预后较好；分化越低的癌肿预后越差。

但要注意，以上几点所说的只是整个人群的相对趋势，并不能包括所有个体患者情况，因为患者之间个体差异非常大，综合因素比较多，也很复杂，对于个体病人预后好的并不一定比预后差的患者复发转移晚。

为什么保健品要慎用？

女性到了绝经期前后经常会出现潮热、盗汗并伴有皮肤水分减少、弹性降低，皮肤慢慢会变得发干、松弛、出现细小皱纹、黄褐斑等，爱美的女性就会想到服用一些保健品（药品）来起到养颜护肤及改善更年期症状的作用，有的子女为了孝敬老人买了很多保健品送给父母，但这样做不能排除诱发乳腺癌的风险。

一位母亲得了乳腺癌，孩子给她买了许多保健品想让她增强体质，提高免疫，老人怕浪费每天都在服用，半年后发现乳腺癌复发了。我们不能说这位病人肿瘤复发就是保健品造成的，但也不能排除这种可能性。因此，我们建议在选择保健品之前一定要慎重，尤其是乳腺癌高危人群最好经过医生允许后再用。

治疗结束后为什么要坚持随诊？

癌症是一种特殊的疾病，即使接受了有效规范的综合治疗，仍存在复发或转移的可能，治疗结束后，定期复诊，能够及时发现肿瘤的复发或转移以及第二原发肿瘤，并及时进行合理的治疗，以获得较好的控制。

卵巢分泌哪些激素？

卵巢为女性的性腺器官，其主要功能为产生与排出卵子，并分泌女性激素。通过产生成熟卵子，完成生殖功能，通过分泌女性激素维持女性各个时期的生理特征。从青春期开始到绝经前，卵巢在形态和功能上发生周期性变化称卵巢周期。体积随年龄不同而变异较大，生育年龄妇女重 5～6 克，绝经后卵巢逐渐萎缩变小变硬。当卵巢功能丧失、卵巢周期性变化消失时，出现永久性无月经状态，当停经达 12 个月时，可确诊为绝经。

卵巢合成及分泌的性激素主要有雌激素、孕激素及少量雄激素，这三种激素均为甾体激素。

雌激素生理作用有哪些？

雌激素的主要生理作用有如下几点：

1. 具有促进发育的作用。促进子宫肌层增厚，促进子宫内膜腺体和间质增殖、修复，使宫颈口松弛、扩张，宫颈黏液分泌增多，有利于精子的存活及穿透，促进输卵管肌层发育及上皮的分泌活动，加强输卵管肌节律性收缩的振幅，促进阴道上皮细胞增生和角化，黏膜增厚，细胞内糖原增加，促进大、小阴唇色素沉着及脂肪沉积，促进卵泡发育。

2. 促进乳腺腺管增生，乳头、乳晕着色。

3. 促进水钠潴留，促进肝内多种蛋白质的合成，使体内脂肪呈女性分布，并通过刺激肝脏胆固醇代谢酶的合成来改善血脂成分。

4. 具有对抗甲状旁腺素的骨吸收作用，维持和促进骨基质代谢；对肠道钙的吸收、肾脏钙的重吸收及钙盐和磷盐在骨质中的沉积具有促进作用，维持正常骨质。青春期雌激素与生长激素协同加速骨骼发育，绝经后由于雌激素缺乏使骨吸收大于骨生成，易发生骨质疏松症。

5. 改善血脂成分，抑制动脉粥样硬化，扩张血管，改善血供，维持血管张力，保持血流稳定。

6. 使表皮增殖，真皮增厚，结缔组织内胶原分解减慢，改善皮肤弹性及血供。

孕激素的生理作用有哪些？

孕激素通常在雌激素的作用基础上发挥作用。

1. 生殖系统：参与受精卵的受孕、着床及胎儿的生长发育过程。

2. 乳腺：在雌激素作用的基础上，孕激素与催乳素一起促使乳腺发育。

3. 代谢：促进水钠排泄，调节体内水和电解质的平衡。

4. 体温：孕激素对体温调节中枢具有兴奋作用，可使基础体温在排卵后升高 0.3～0.5℃。临床上可以此作为排卵日期的标志之一。

什么是卵巢癌？

卵巢肿瘤是常见的妇科肿瘤，在各种年龄均可发病，但肿瘤的组织学类型会有所不同。卵巢癌是指卵巢的恶性肿瘤，是女性生殖器常见的三大恶性肿瘤之一。因卵巢位于盆腔深部，早期病变不易发现，一旦出现症状多属晚期，应高度警惕。

卵巢癌是如何发生的？

卵巢癌的发病原因目前仍不是十分清楚，但可能和一些相关的高危因素有关。

遗传和家族因素

据统计，5%～10%的卵巢上皮癌具有遗传异常。

环境因素

流行病学证据表明，环境因素是人类卵巢癌主要的病因学决定因素。工业发达国家卵巢癌发病率高，提示各种物理和化学产物可能与卵巢癌的发病相关。卵巢癌的发病是否与饮食习惯或成分（饮食中胆固醇含量高）有关，目前还无定论。

内分泌因素

流行病学调查发现卵巢癌危险因素有未产、不孕，而妊娠可能保护妇女不患或少患卵巢癌，因为妊娠期停止排卵，减少了卵巢上皮的损伤。多次妊娠、哺乳和口服避孕药有保护作用。应用促排卵药物可增加发生卵巢肿瘤的危险性。

卵巢癌的发病率和死亡率怎样？

卵巢癌是女性生殖器官常见的肿瘤之一，卵巢癌是相对常见的病，大约有 1.4％的女性会患上这种病。但是，如果发现得早，90％的病人都能活下来；发现得晚，存活率就低于30％。近 20 年来由于有效化疗方案的应用，卵巢恶性生殖细胞肿瘤死亡率从 90％降至 10％，但卵巢恶性上皮性肿瘤的治疗效果却未能一直改善，5 年生存率徘徊在 30％～40％，死亡率居妇科恶性肿瘤首位。

如何早期发现卵巢癌？

病因不清，难以预防，若能积极采取下述措施，可有帮助。

高危因素的预防

1. 大力开展宣教。

2. 平时注意加强高蛋白、富含维生素 A 的饮食，避免高胆固醇食物。

3. 高危妇女宜用口服避孕药预防。

早期诊断及处理

1. 卵巢实性肿瘤或囊肿直径＞5cm者，应及时进行手术切除。

2. 青春期前、绝经后或生育年龄口服避孕药的妇女，若发现卵巢肿大，应及时确诊。

3. 盆腔肿块诊断不清或治疗无效者，应及早行腹腔镜检查或剖腹探查。

4. 凡乳腺癌、胃肠癌等女性患者，治疗后应严密随访，定期作妇科检查，确定有无卵巢转移癌。

哪些检查能诊断卵巢癌？

细胞学检查

1. 阴道脱落细胞涂片查癌细胞，阳性率不高，诊断价值不大。

2. 腹水或腹腔冲洗液查癌细胞，有利于Ⅰ期患者进一步确定临床分期、治疗、随访。

腹腔镜检查

1. 直接观察肿块及整个盆、腹腔。

2. 可疑部位进行多点活检。

3. 抽吸腹腔液进行细胞学检查。

影像学检查

1. B型超声：临床诊断符合率＞90％，但直径＜1cm的实性肿瘤不易测出。可以检查肿块部位、大小、形态，提示肿瘤性状以及鉴别卵巢肿瘤、腹水和结核性包裹性积液。

2. 腹部平片：卵巢畸胎瘤可显示牙齿及骨质，囊壁为密度增高的钙化层，囊腔呈放射透明阴影。

3.CT检查：显示盆腔正常和异常解剖结构，对盆腔肿物进行定位及定性。可清晰显示肿块，协助鉴别肿瘤良恶性，良性多呈均匀性吸收，囊壁薄且光滑，恶性轮廓不规则，向周围浸润或伴腹水。清楚显示肝、肺结节及腹膜后淋巴结转移。

4.淋巴造影可判断有无淋巴道转移。

5.肿瘤标志物：可分为抗原标记物、激素标记物和酶标志物。

卵巢癌高危人群如何进行普查？

预防卵巢癌的关键是早发现、早治疗，对有卵巢癌高危发病因素者、有可疑症状而又不明显的妇女要提高警惕，定期做盆腔检查。尤其是绝经后妇女，应每半年做妇科检查或超声检查一次。未婚晚婚、不育少育和不哺乳的女性，用促排卵药的女性，爱吃高热量、高脂肪食物的女性，都应定期检查卵巢。

B超或彩超提示卵巢肿物是卵巢癌吗？

卵巢肿物不一定都是卵巢癌。卵巢癌是卵巢的恶性肿瘤，卵巢肿物有良性与恶性之分，不能认为卵巢肿物就是卵巢癌。

良性卵巢肿瘤一般表现为液性暗区，边界清晰，有间隔光带；恶性肿瘤一般表现为液性暗区内有杂乱光团、光点，界限不清。

彩超只是诊断卵巢肿瘤良恶性的辅助检查之一，不能把影像学检查作为唯一标准。

卵巢囊肿能发展成为卵巢癌吗?

卵巢囊肿有可能发展为卵巢癌,但不是绝对的。卵巢良性肿瘤的恶变多发生于年龄较大尤其绝经后者,肿瘤在短期内迅速增大,如患者腹胀,食欲不振,检查肿瘤体积明显增大、固定,多有腹水。可疑有恶性变,应及时处理。

卵巢囊肿均需要手术切除吗?

1. 卵巢囊肿大多属于良性囊肿,直径也很少超过 5cm。部分囊肿可自行消失,此时应观察,若 2～3 个月的时间内滤泡囊肿缩小或未增大,那么过一段时间后囊肿便会有自行消失的可能,这种情况暂时无需手术。一般卵巢囊肿大于等于 5cm 考虑手术治疗。

2. 假如确定囊肿是恶性的,就应及早手术治疗,同时还应配合放射治疗及抗癌药物治疗。晚期卵巢癌也应尽量手术切除大部分肿瘤而后化疗,部分患者仍有治愈希望。已确定为新生物者应及早手术切除,在手术治疗中,不同病人根据其病情有可能被切掉输卵管、附件甚至是全子宫。

卵巢良性肿瘤有恶变的可能,若肿瘤迅速生长尤其是双侧性,应考虑有恶变的可能。

什么是卵巢癌肿瘤标志物?

卵巢癌的肿瘤标志物的测定为评定疗效和及时发现肿瘤复发提供依据,从而不失时机地采取有效治疗措施,依此来提高生存率。卵巢癌肿瘤标志物有 CA-125,AFP,HCG,性激素，CEA，LDH 等。

CA125 升高一定是体内有卵巢癌吗？

CA125 是一种糖蛋白，CA125 不是卵巢癌的特异性标志物，因临床中常见输卵管腺癌、子宫内膜癌、宫颈癌、胰腺癌、肠癌、乳腺癌和肺癌患者 CA125 的水平也会升高。

卵巢癌的分类有几种？

卵巢上皮性肿瘤
卵巢上皮性肿瘤是来源于体腔上皮的肿瘤，占卵巢肿瘤的 50%～70%，其恶性类型也称原发性卵巢癌，是恶性卵巢肿瘤中最常见的，占 85%～90%，根据组织学特性，卵巢上皮性肿瘤可分为良性、交界性及恶性。

卵巢生殖细胞肿瘤
卵巢生殖细胞肿瘤是来源于原始卵巢生殖细胞的一组肿瘤，占卵巢肿瘤的 20%～40%。卵巢生殖细胞肿瘤中 85%～97% 为畸胎瘤，其中 95% 为成熟性畸胎瘤，属良性肿瘤，但其中 2%～4% 会发生恶性变，多发生于绝经后妇女。

卵巢性索间质肿瘤
卵巢性索间质肿瘤是来源于原始性腺中的性索及间质组织，占卵巢肿瘤的 5%。颗粒细胞瘤占性索间质肿瘤的 80% 左右，为低度恶性肿瘤，分成人型和幼年型，其中成人型颗粒细胞瘤大部分发生于绝经后妇女。

卵巢转移性肿瘤
卵巢转移性肿瘤主要来源与其他组织。

长期口服避孕药会增加卵巢癌的发生吗？

据国内外大量调查研究资料表明，长期服用避孕药不但不会致癌，还有预防某些癌症的作用。口服避孕药能预防卵巢癌。

卵巢癌的发生与排卵有关，卵巢排卵后局部形成囊肿，排卵次数越多，形成的囊肿也越多，而这种囊肿有可能发生恶性变。服用避孕药能抑制排卵，减少了囊肿的形成，所以也就减少了卵巢癌的发生。

哪些人属于卵巢癌高危人群？

下面这些人易患卵巢癌：

1. 有乳腺癌、肠癌、子宫内膜癌或卵巢癌的家族史的妇女；

2. 患有不孕症或未育的妇女；

3. 使用过促排卵药物的妇女；50 岁以上的妇女；

4. 月经初潮 12 岁以前，或绝经晚于 55 岁的妇女；

5. 本人得过乳腺癌、肠癌、子宫内膜癌的妇女.

6. 建议 50 岁以上的妇女定期去医院做妇科体检。

卵巢癌会遗传吗？

大量的资料表明，卵巢癌家族史是卵巢癌发病最重要的危险因素。为了正确地估计卵巢癌的高危人群，有人从遗传流行病学的角度将卵巢癌分为三类：

散发性卵巢癌

散发性卵巢癌指卵巢癌家族二代血亲中，没有发现卵巢癌或与其相关的其他肿瘤。

家族性卵巢癌

家族性卵巢癌指家族中有两个或两个以上一代或二代血亲中有共患卵巢癌的成员。

遗传性卵巢癌

遗传性卵巢癌特指表现为常染色体显性遗传的聚集性卵巢癌家族，同时可能还有其他种类的癌症。这种类型通常称为遗传性卵巢癌综合征。实际上，遗传性卵巢癌是比较罕见的，大约7％的卵巢癌患者家族史阳性，而真正属于遗传性卵巢癌者尚不足卵巢癌患者总数的1％。但有卵巢癌家族史，毕竟是一种高危因素，加强警惕是完全必要的。

卵巢癌有哪些临床表现？

早期常无症状，晚期一旦出现症状，常表现为腹胀，腹部肿块腹水及胃肠道症状，肿瘤向周围组织侵润或压迫，可引起腹痛、腰痛或下肢疼痛；压迫盆腔静脉可出现下肢浮肿；还可有消瘦、贫血等恶病质表现。

卵巢癌出现转移有哪些特点？

一般肿瘤的生长时间越长，发生转移的几率就越大。

1. 卵巢癌转移途径主要直接蔓延及腹腔种植，可蔓延至邻近组织和器官，或腹腔脏器浆膜或腹膜壁层。

2. 淋巴转移也是重要途径，腹腔主要是腹腔主动脉旁和盆腔淋巴结转移，或其他远处淋巴结转移。

3. 血行转移少见，晚期病人可播散到肺、肝、骨和脑等。

卵巢肿瘤有哪些相关并发症？

蒂扭转

较常见，为妇科急腹症之一。约 10％卵巢肿瘤并发蒂扭转，多见于瘤蒂长，中等大小、活动度大、重心偏向一侧的肿瘤（如畸胎瘤），多发生在体位急骤变动时、妊娠早期或产后。可因动脉阻塞致肿瘤发生坏死、感染。急性蒂扭转时，患者突然发生下腹剧烈疼痛，严重时可伴恶心、呕吐，甚至休克。有时不全扭转可自然复位，腹痛随之缓解。一经确诊后，应立即手术切除肿瘤。

肿瘤破裂

约 3％卵巢肿瘤会发生破裂，破裂有自发性和外伤性两种，因囊壁缺血坏死或肿瘤侵蚀穿破囊壁可引起自发性破裂，或因受挤压、分娩、性交、妇科检查及穿刺致外伤性破裂。破裂后囊液流入腹腔，刺激腹膜，可引起剧烈腹痛、恶心、呕吐，甚至休克。其症状轻重取决于破裂口大小、流入腹腔囊液的性质和数量。确诊后，应立即剖腹探查，切除囊肿，清洗腹膜。

感　染

较少见，多继发于肿瘤蒂扭转或破裂等，也可来自邻近器官感染灶如阑尾脓肿扩散。主要症状有发热、腹痛、白细胞升高及不同程度腹膜炎。应积极控制感染，择期手术探查。

恶性变

卵巢良性肿瘤可发生恶变，恶变早期无症状，不易发现。若肿瘤在短期内迅速增大，尤其双侧性，患者感腹胀，食欲不振，检查肿瘤体积明显增大、固定，有腹水，应疑恶变。疑有恶性变者，应尽早手术。

卵巢癌的治疗方法有什么？

治疗原则

卵巢癌以手术治疗为主，辅以化疗、放疗及其他综合治疗。

手术治疗

是治疗卵巢癌的主要手段，应根据术中探查及冰冻病理检查结果决定手术范围，卵巢癌的第一次手术彻底性与预后密切相关。早期卵巢癌行全面确定分期的手术，手术的范围包括：留取腹水或腹腔冲洗液进行细胞学检查，全面探查盆腹腔，对可疑病灶及易发生转移部位多处取材做组织学检查，行双侧附件、全子宫、大网膜、阑尾切除和盆腔及腹主动脉旁淋巴结清扫术。

对于晚期卵巢癌，主张尽可能做肿瘤细胞减灭术。基本原则是，在不威胁患者生命的情况下，除尽可能进行常规范围的手术，尚须尽可能切除原发病灶及所有的转移灶；如不能全部切除，最好使残余病灶的直径在 2cm 以下，必要时可以切除部分肠管或脾脏。

化学治疗

化学治疗为主要的辅助治疗方法。由于卵巢癌很早扩散，手术时多数病例已不能清除病灶，而且放疗的效果及应用也很有限，因此全身性化疗是一项重要的辅助治疗方法。一些晚期病人经化疗后肿块可以缩小，为再次手术时创造有利条件。

治疗恶性卵巢肿瘤迄今无统一化疗方案，大剂量间歇用药较小剂量持续用药为佳，联合化疗较单一化疗疗效为佳，根据药物敏感试验选用敏感的化疗药可延长患者的生存时间，按组织类型制定不同化疗方案。

放射免疫治疗

卵巢恶性肿瘤的放射敏感性差别很大，卵巢内胚窦瘤、未成熟畸胎瘤最不敏感，卵巢上皮癌及颗粒细胞癌中度敏感，无性细胞瘤最敏感，手术后再用放疗多能控制由于卵巢癌较早发生腹腔转移，因此照射范围包括腹腔及盆腔。肝肾区须加以保护以免造成放射性损伤。

内照射是指腹腔内注入放射性同位素磷（^{32}P）可使腹腔表面达到外照射不易达到的剂量。由于其穿透性有限，可用以治疗腹腔内表浅转移、镜下残留肿瘤或 I 期肿瘤术时破裂者，以提高五年存活率，缺点是腹腔必须无粘连，使放射性同位素分布均匀。否则可引起肠道损伤，造成严重后果。

免疫疗法

20 世纪 70 年代美国提倡了一种概念，即以修饰人体的生物学反应的物质来提高对肿瘤的抵抗力，这种方法被称为免疫疗法。把白介素-2（IL-2）直接注射进卵巢癌病人的腹腔，可以提高手术治疗后的缓解效果。癌症疫苗和单克隆抗体是治疗卵巢癌的新免疫疗法。

畸胎瘤是什么病，是否为体内有畸形的胎儿？

卵巢畸胎瘤是卵巢生殖细胞肿瘤中常见的一种，它并非是妇女怀了怪胎以后演变而来，而是来源于生殖细胞异常增生所致。畸胎瘤是指由种质细胞或胚胎干细胞衍生而来的瘤性组织，排列结构错乱，往往含有外、中、内三个胚层的多种组织成分，偶见含一个胚层成分。肿瘤组织多数成熟，少数未成熟；多数为囊性，少数为实性。肿瘤的良、恶性及恶性程度取决于组织分化程度，而不取决于肿瘤质地。

畸胎瘤的治疗方法有哪些？

妇女要定期参加妇科检查。现在有些单位只组织结婚后的妇女参加妇检，但事实上所有的育龄妇女都应该参加妇检，尤其要做 B 超检查，将肿瘤扼杀在萌芽或早期。中老年妇女也应常触摸自己的腹部，看有无包块。发现包块后，无论大小，是否疼痛，均应及时就医。

畸胎瘤一旦确诊，必须争取早期手术切除，以避免良性畸胎瘤因耽搁手术而导致肿瘤恶变，同时可预防肿瘤感染、破裂、出血及并发症的发生。因此，即使没有任何症状，也不影响日常生活，发现畸胎瘤后也应该手术治疗，单侧肿瘤应行卵巢肿瘤剥除或患侧附件切除术，双侧肿瘤争取行卵巢肿瘤剥除术，围绝经期妇女可考虑行全子宫双附件切除术，若病理结果回报为恶性，术后应辅助化疗或放疗。恶性畸胎瘤巨大或广泛浸润、临床判断不能切除者，可应用术前化疗或放疗，使肿瘤缩小后再予延期根治手术，对提高手术切除率、保留重要脏器有积极意义。对晚期病例，应用术前化疗或放疗也可达到解除肿瘤压迫、控制转移灶和争取再次手术机会的治疗目的。

畸胎瘤手术后的效果如何？

畸胎瘤的术后复发及转移率较高，但复发后再次手术可见未成熟肿瘤组织具有向成熟转化的特点，即恶性程度的逆转现象。一般而言，畸胎瘤的预后与初诊年龄、恶变发生率、治疗结果等因素密切相关。初诊年龄越小，恶性发生率越低。完整切除肿瘤、减少术后复发和恶变是畸胎瘤的另一主要预后因素，即使是恶性畸胎瘤，完成手术切除仍是长期生存的基本保证。卵巢恶性生殖细胞肿瘤对化疗十分敏感，目前恶性卵巢畸胎瘤完整切除后辅助治疗的存活率可达97%。

为什么手术是外科治疗卵巢癌的首选方法？

一经发现卵巢肿瘤，应行手术治疗。手术可以明确诊断，切除肿瘤。术中不能明确诊断者，应将切下的卵巢肿瘤送快速冰冻组织病理学检查，进行确诊。术后根据卵巢肿瘤的性质、组织学类型、手术病理分期等因素来决定是否进行辅助治疗及进行哪种辅助治疗。

卵巢癌术前需要行放化疗吗？

对于暂无法施行手术的晚期卵巢癌患者，术前放化疗可使肿瘤缩小，为以后手术创造条件。而对于早期及可施行手术的晚期卵巢癌患者一般手术前不需放化疗。

卵巢癌手术的治疗效果如何？

卵巢癌的手术治疗在卵巢癌的治疗中起到了重要作用。一般来说，早期卵巢癌多考虑手术治疗，应根据术中探查及冰冻病理检查结果决定手术范围，卵巢癌的第一次手术彻底性与预后密切相关。晚期卵巢癌应行肿瘤细胞减灭术，基本原则是在不威胁患者生命的情况下，除尽可能进行常规范围的手术，尚须尽可能切除原发病灶及所有的转移灶；如不能全部切除，最好使残余病灶的直径在2cm以下，因为术后残留的小病灶，特别是直径<2cm的结节，可用化疗控制其发展，甚致将其消灭。

卵巢癌患者如果无法进行手术怎么办？

晚期卵巢癌应行肿瘤细胞减灭术，手术的主要目的是尽最大努力切除卵巢癌的原发灶与转移灶，使残余肿瘤直径小于2cm，必要时可切除部分肠管或脾脏。对于手术困难的患者可在组织病理学确诊为卵巢癌后，进行1～2疗程的化疗再进行手术。

卵巢癌患者如何预防复发？

首先，治疗原发性癌应力求彻底，卵巢癌的手术治疗是治疗中的关键。很早期的研究就已经证明，手术的彻底性是影响预后的最重要的预后因素。卵巢癌的化疗也是治疗必不可少的重要步骤。如果手术后不立即进行化疗，手术则失去了其意义。但是化疗的效果是建立在手术成功的基础上，如果手术不满意，即使化疗效果好，也无济于事，很快会发生复发。

其次，应该消除或避免促使癌症复发的各种因素，积极治疗与癌症相关的慢性病。

最后，要经常自查和到医院定期检查。患者要注意观察有无新的疼痛出现，注意全身变化，有无逐渐加重的乏力、食欲不振、体重减轻、贫血等表现。一旦出现上述情况，应及时去医院进行一次全面检查，尽快采取补救措施。

什么是卵巢癌的化疗？

卵巢癌的化疗包括术前化疗和术后化疗。

术前化疗

术前化疗又称术前新辅助化疗，用于卵巢肿瘤体积较大，不适合立即手术的Ⅲ/Ⅵ期卵巢癌患者，在化疗前须取得病理组织学确诊证据。给药剂量及疗程根据患者的体质差异而定，目的是缩小肿瘤体积，为完成高质量的手术提供必要的条件。

术后化疗

术后化疗又称辅助化疗，主要作用是消灭手术后残余的微小肿瘤细胞，达到缓解病情的作用。术后化疗与否，依据肿瘤的病理分期和病理分化程度决定：Ⅰ期高危病例（分化程度差和Ⅰ期）给予3～6个疗程的化疗，Ⅱ～Ⅲ期患者给予6～8周疗程化疗，低危病例不需要化疗。

什么是卵巢癌的放疗？

放疗即放射治疗，广义的放射治疗既包括放射治疗科的肿瘤放射治疗，也包括核医学科的内用同位素治疗。狭义的放射治疗一般仅指前者，即人们一般所称的肿瘤放射治疗。卵巢癌的放疗包括全腹照射、盆腔照射、盆腔加全腹照射。

卵巢癌术后辅助放化疗的效果如何？

因卵巢上皮性癌对化疗较敏感，即使已有广泛转移也能取得一定疗效。化疗可以缓解症状，延长患者存活期。卵巢癌因发病部位的不同其放射敏感性差别很大，卵巢内胚窦瘤，未成熟畸胎瘤，胚胎癌最不敏感，卵巢上皮癌及颗粒细胞癌中度敏感，无性细胞瘤最敏感，手术后再用放疗多能控制。外照射对于卵巢癌的治疗价值有限，可用于锁骨上和腹股沟淋巴结转移灶和部分紧靠盆壁的局限性病灶的局部治疗。对上皮性癌不主张以放疗作为主要辅助治疗手段，或伴有大量腹水者经手术后仅有细小粟粒样转移灶或肉眼看不到有残留病灶的可以辅助以放射性同位素^{3}2P腹腔内注射以提高疗效，减少复发，腹腔内有粘连时禁用。

卵巢癌患者随访内容有哪些？

卵巢癌易于复发，应长期予以随访和监测。

随访时间如下：

1. 术后1年内每月1次；

2. 术后两年内每3个月1次；

3. 术后3～5年视病情4～6个月1次；

4. 5年以后者每年1次。

监测内容如下：临床症状、体征、全身及盆腔检查（包括三合诊检查），B超，胸片，必要时行CT或MRI检查。肿瘤标志物测定，如CA125、AFP、HCG、雄激素和雌激素等可根据病情选用。

什么是前列腺癌？

前列腺由腺体和纤维肌肉组织组成，其中腺上皮成分占总含量的70%，其余30%为纤维肌肉组织，均可发生恶变，转变为前列腺恶性肿瘤。因其中腺癌占95%，所以一般说到前列腺癌是指前列腺腺癌。

前列腺炎、前列腺增生会不会转变为前列腺癌？

前列腺炎大部分为慢性非细菌性前列腺炎，研究认为，前列腺炎与雄性激素密切有关。而前列腺增生则是老年男性常见疾病，可引起排尿困难症状，均属于良性疾病。虽然二者都有尿意频繁、夜尿增多、排尿不畅、排尿疼痛等症状，到目前为止，还没有任何证据可以明确表明前列腺炎、前列腺增生会转化为前列腺癌。

前列腺增生可以与前列腺癌共存在患者身上。虽然三者之间无必然因果联系，但患者不能掉以轻心的是，临床很多确诊已是晚期的前列腺癌患者在确诊前都认为自己是前列腺增生，从而错过了最佳治疗时间。因此，建议患者尽早就医，通过前列腺特异抗原检查，排除癌变可能。与其他恶性肿瘤相比，前列腺癌进程较慢，如果早期发现，自然生存率可达到十年以上。

为什么我国前列腺癌确诊时多为晚期？

在我国前列腺癌发病相对较低，对前列腺癌的认识和重视不足，只是近 20 年前列腺癌发病率升高，逐渐引起医学界及国民的重视。因早期前列腺癌没有任何症状，不易引起人们的注意，如果不先看泌尿外科专科医师的真很难被发现。在我国前列腺癌发病年龄平均在 70 岁以上，由于前列腺癌进展相对缓慢，对于 60 岁以上的男性，或有家族史的 50 岁以上男性，应定期到泌尿科或肿瘤科就诊，进行前列腺的相关检查，前列腺癌就可能早期诊断。在欧美国家，由于前列腺癌筛查的广泛开展，前列腺癌的死亡率已呈现下降趋势。

前列腺癌的发生与哪些因素有关？

前列腺癌的病因很复杂，大量研究提示前列腺癌的发生与以下因素有关：

年龄因素：前列腺癌主要发生在老年人群，在美国，70％以上前列腺癌患者确诊时年龄在 65 岁以上，50 岁以下男性很少发病，而 40 岁以下患前列腺癌的可能性接近零。

地域和人种因素：欧美国家前列腺癌发病率远高于亚洲国家，而在美国非洲裔人群发病率最高，达 260/10 万人口，高于白种人 160/10 万人口及亚太裔人群的 97/10 万人口。

遗传因素：前列腺癌的发病率在不同种族间有如此大差异无疑是遗传因素在起作用。流行病学研究显示，如果父兄患前列腺癌，其本人患前列腺癌的风险增加一倍，而两个或两个以上直系亲属患前列腺癌，其患前列腺癌的风险增加 5～10 倍。另外有前列腺癌家族史的患者比无家族史患者发病年龄早大约 6～7 年。

环境因素：亚洲人移居到美国后，前列腺癌发病率明显上升，提示前列腺癌发病与环境因素包括地理环境及生活、饮食习惯相关，我们称之为外源性因素。外源性因素对前列腺癌发生、发展过程的影响仍不甚明确，但高动物脂肪饮食是一个重要的危险因素，特别是红肉的摄取（如猪、牛、羊肉），维生素 E、硒等的低摄取可能提高发病风险，而阳光可增加维生素 D 的合成，可能对前列腺癌有预防作用。亚洲人绿茶饮用相对较高，豆制品消耗量较大，可能为前列腺癌的预防因子。

内分泌因素：列腺癌的发生、发展与雄性激素关系密切，因此影响雄激素合成、活性和代谢的因素均可能影响前列腺癌的发生。

分子机制：前列腺癌的发生是一个多基因参与的复杂过程，前列腺癌的易感性可能与多种基因多态性有关，通过对基因多态性的研究，可能确定前列腺癌易感人群，为前列腺癌发生提供重要依据，并可以选择治疗方案及判断预后。

总之，外因通过内因起作用，对于前列腺癌发生发展中抑癌基因、原癌基因、各种生长因子和肿瘤发生相关的生物调节剂等的研究将进一步揭示前列腺癌发病因素。

前列腺癌可以预防吗？

肿瘤的发生和发展是极为复杂的过程，涉及到内在遗传、外在影响因素以及内外因素的相互作用等许多环节，对于肿瘤发生的确切原因、过程和机制现代科学还远远没有弄清楚，所以对于肿瘤的预防，目前尚无切实有效的具体措施。减少男性激素可能有助于预防和减少前列腺癌，但有引起阳痿的副作用，不切合实际。控制饮食中蛋白质、脂肪和胆固醇，多食豆类、蔬菜、水果，加强户外身体锻炼，戒除烟酒等不只是对预防前列腺癌，对预防其他的肿瘤及心脑血管疾病也是非常有益的。

1. 戒烟酒。

2. 少吃动物性脂肪，少吃油炸食物。

3. 豆类和硒可能对预防前列腺癌有益。

4. 多喝绿茶。

5. 番茄红素作为抗氧化剂，有助于防止 DNA 的损害。

6. 维他命 E 可以减少 30％患上前列腺癌的患病率。

7. 年过 50 的男性，每年应做一次前列腺癌筛查，可以做血液检查或直肠检查。

前列腺癌有哪些症状？

早期前列腺癌通常没有症状，多是通过体检特别是筛查发现的，部分早期患者是由于前列腺增生行经尿道前列腺切除术后发现的前列腺癌，还有一部分人只是在死亡后尸检时发现患有前列腺癌。

前列腺癌发展到晚期可能出现以下症状：

1. 排尿困难：排尿困难是由于肿瘤侵犯或压迫尿道，或膀胱颈（尿道内口）时出现下尿路梗阻或刺激症状，表现为排尿次数增多，排尿费力，尿流变细，夜尿增多等现象，很容易认为是前列腺肥大的表现，需鉴别。

2. 出血：出血表现为肉眼血尿或血精，由肿瘤侵犯尿道、输精管或精囊引起。

3. 疼痛：疼痛可表现为腰痛、射精痛、睾丸痛或会阴痛。

4. 转移引起的症状：前列腺癌最易发生骨转移。骨转移初期也未必有明显症状，只是在例行治疗前全身骨扫描检查发现有骨转移。当然病情进一步发展会出现疼痛和骨折，主要表现为腰、背、髋部疼痛，或坐骨神经痛症状，四肢骨转移有骨折风险，椎体骨折尽管少见，但可造成截瘫。前列腺癌淋巴结转移可能出现压迫症状，引起下肢水肿症状，内脏转移会引起相应症状，如肺转移的咳嗽、胸痛，肝转移的黄疸、腹水等。

何为前列腺特异性抗原，与前列腺癌有什么关系？

前列腺特异性抗原（PSA）是前列腺细胞分泌的一种糖蛋白，参与精液的液化过程。PSA 存在于精浆和血液中，半衰期 2.2～2.3 天，男性血清 PSA 标准正常值为 0～4ng/ml。

PSA 是前列腺特异性抗原，并不是前列腺癌的特异性抗原，也就是说 PSA 增高并不意味着罹患前列腺癌，事实上

PSA 升高最常见于前列腺良性增生（前列腺肥大），其次是前列腺炎。当然前列腺癌时血清 PSA 也会升高。PSA 在 4～10ng/ml 时，有 25% 的患者活检证实为前列腺癌，当 PSA＞10ng/ml 时，患前列腺癌的比例达 44% 以上。

为什么要做经直肠前列腺超声检查？

经直肠超声检查是前列腺癌诊断的主要方法之一，是应用直肠内超声探头经肛门进入直肠对前列腺进行检查。前列腺癌好发于外周带，经直肠超声检查可以清晰显示前列腺内结构、移行区和血流变化，精确测量前列腺和前列腺内肿块的体积。大约有 50% 的直肠指诊未发现的肿瘤可经直肠内超声发现。直肠内超声检查还可以了解前列腺包膜完整性，了解精囊、膀胱、直肠和直肠窦有无异常。但超声检查对前列腺癌诊断及分期的准确性较低。随着影像技术的发展，对于局部肿瘤的诊断和分期已被带有直肠内线圈的核磁共振所取代，经直肠前列腺超声主要应用于前列腺癌筛查以及对前列腺系统穿刺进行引导。

前列腺穿刺活检会引起扩散吗？

绝大多数情况下，前列腺癌患者要明确诊断就必须进行前列腺穿刺活检，取得前列腺癌组织进行病理检查。在穿刺过程中，由于是采用较细的活检针，而且穿刺得到的癌组织是套在针管内取出的，极少发生穿刺针道的肿瘤种植，发生率小于千分之一。目前还没有前列腺穿刺会促进肿瘤转移的报道。所以，可以认为，前列腺穿刺活检本身基本不会导致前列腺癌细胞的扩散。

一旦确诊前列腺癌还需进行哪些检查？

确诊前列腺癌后，进一步的检查包括详细的病史回顾、体格检查、血液生化、PSA、酸性磷酸酶及影像学检查。

病史主要是临床症状的发生和发展情况。早期前列腺癌通常无症状，肿瘤增大时压迫邻近器官和组织可能出现相应症状，主要为尿流缓慢、尿频、尿急、尿流中断等，也有尿不净或尿不出的情况，夜尿及性功能障碍等。晚期出现远处转移可引起疼痛、病理性骨折等。

体检主要为常规检查，包括浅表淋巴结是否肿大，是否有下肢水肿特别是单侧水肿，肛门指诊检查。化验检查包括肝肾功能，血常规，肿瘤标志物主要是 PSA。

影像学检查包括胸部正侧位片，腹部 B 超或 CT，盆腔 CT 或核磁共振（MRI），以及全身骨扫描检查。PET-CT 目前不作为首诊前列腺癌的检查，因为其价格昂贵，且准确性有待进一步研究。

CT 及核磁共振在前列腺癌的诊断中有什么作用？

CT 对于前列腺癌患者是必要的检查，可以诊断局部晚期前列腺癌，如肿瘤侵犯包膜或邻近器官，也可以判断是否有淋巴结转移。但对于早期前列腺癌，CT 无法判定原发肿瘤的确切大小、位置。

核磁共振不但可以较准确地明确肿瘤的包膜、邻近器官侵犯、淋巴结情况，并且可以发现前列腺内的肿瘤位置、大小等，特别是磁共振光谱学检查（MRS）对判断癌变有更高的准确性。MRI 还可以发现骨转移。一般情况下全身骨扫描发现可疑骨转移，应行 MRI 或 CT 进一步明确诊断。

什么是前列腺癌的分期，现在推荐使用的分期是什么？

恶性肿瘤的分期对于医生指导治疗和判断预后具有重要意义。对于前列腺癌，最初我们使用 Jewett 分期，将前列腺癌分为 A、B、C、D 四期。

A 期指在临床检查时不能发现的前列腺癌，仅在良性病变手术后发现的恶变，如前列腺增生手术。

B 期指临床检查发现肿瘤，但还局限于前列腺，无包膜受累或无远处转移。

C 期指前列腺癌病变超出前列腺，如包膜或精囊受侵，但无淋巴结或远处扩散。

D 期指前列腺癌出现淋巴结或骨、内脏等转移。

现 A、B 期为早期病变，C 期为中期，而 D 期为晚期病变，治疗原则各有不同。

目前我们常用分期为 T. N. M. 分期。

根据 T. N. M. 分期将前列腺癌分几种期别？

前列腺癌共分 I、II、III、IV 四期，前两期指肿瘤仅位于前列腺，包括 T1～2N0M0 的患者，III 期为 T3N0M0，而一旦出现淋巴结转移（N1），或远处转移（M1），则为 IV 期。I、II、III 期前列腺癌我们称之为局限期（早期）前列腺癌，而 IV 期为晚期前列腺癌。

对早期前列腺癌危险度分组的依据是什么？

早期前列腺癌包括临床Ⅰ、Ⅱ、Ⅲ期的前列腺癌，期别越高，局部淋巴结或远处转移的危险性越高，预后越差，但我们同时发现血清 PSA 水平及病理 Gleason 评分同样影响疗效，综合这三种因素，我们将前列腺癌分为低危、中危和高危三个危险度，对不同危险度的患者，治疗原则是不同的，这也是前列腺癌个体化治疗的一种体现。危险度分组具体见下表：

危险度	PSA（ng/ml）	T 分期	Gleason 评分	5 年生存率
低 危	<10	和 T_{1-2a}	和 2～6 分	90%
中 危	10～20	或 T_{2b-2c}	或 7 分	70%
高 危	>20	或 T_3	或 8～10 分	50%

前列腺癌根治术有哪些手术方法？

前列腺癌根治术是治疗局限期前列腺癌最有效的办法之一，有 130 余年的历史。通过手术可将前列腺连同内部的癌灶完整切除，主要有三种手术方式：传统的经会阴、经耻骨后切除，经腹腔镜切除和现在最先进的机器人辅助腹腔镜前列腺切除，后者创伤更小，技术更加完美，但亦有不足，比如不能像人手一样感知术中情况，价格昂贵，维护成本高等。

前列腺癌根治术后可能出现哪些并发症？

前列腺癌根治术有一定风险，手术可能造成严重出血。前列腺癌术后还可能出现以下情况：阳痿、无法控制排尿、尿频或夜尿增加、排尿困难等。部分症状可通过治疗缓解。随着手术技术的提高，对性功能的影响逐渐得到改善。

什么是前列腺癌的综合治疗？

放射治疗就是用 γ 射线或加速器产生的 X 线等辐射线照射肿瘤杀灭癌细胞，达到治疗的目的。到目前放射治疗已经有百余年历史，与手术、化疗组成了治疗恶性肿瘤的三大手段。

早期的前列腺癌放射治疗可治愈的肿瘤，而放疗与内分泌治疗联合治疗明显提高了局部晚期前列腺癌的治愈率，对低危、中危前列腺癌，放疗与手术的疗效相同，而对于高危的前列腺癌，手术治愈率低，放疗联合内分泌治疗是标准治疗。

前列腺癌放疗有哪些方式？

前列腺癌放射治疗技术包括外放射治疗和组织间照射。外照射技术包括常规放疗、三维适形放疗和适形调强放射治疗，后两种照射技术更精确，副作用低，是目前放疗的主流技术。组织间照射是指将放射源引入体内，从肿瘤内部发出射线杀灭肿瘤，包括组织间插值和放射性粒子置入两种方式。组织间插值是在前列腺内均匀布上空芯针，然后用专用机器将放射源通过导管进入到空芯针中，通过不同的停留位置和时间来达到好的剂量分布和治疗肿瘤。治疗后放射源退出，拔除插值针。放射性粒子置入指将放射性的粒子通过影像引导永久性置入前列腺，放射性粒子将永远驻留于前列腺。外放射治疗和组织间照射各有优缺点，临床上我们可以权衡利弊，取长补短，根据需要选择治疗方式，甚至将多种技术结合应用达到最好的疗效。

前列腺癌放疗的并发症有哪些？

放射治疗无需麻醉、开刀，所以治疗过程中非常安全，不像手术会有出血及死亡风险，更适于老年人，且放疗的治愈率和生存率与手术相仿。

当然，放疗也会引起一些不适反应或并发症，早期放射反应发生于放疗中。

直肠反应

软便、稀便，极少发生严重腹泻，可能会出现肛门不适或疼痛，大便带血的可能。

膀胱尿道反应

尿频、尿急、尿痛、尿等待或尿不尽等症状，为放疗损伤膀胱和尿道引起，以上反应会在放疗结束后 2～4 周消失。晚期放疗反应指放疗结束 3～6 个月以后发生，发生率较低，为6％～15％不等。包括慢性泌尿系毒副作用，如膀胱炎，尿道狭窄（多见于前列腺肥大手术患者），膀胱挛缩。

肠道反应

慢性腹泻，直肠或肛门狭窄，直肠出血或溃疡等，严重的需住院治疗。

随着三维适形及调强放疗技术的应用，晚期反应的发生率下降。放疗 5 年后有 50％患者还可保留性功能，也就是说，有一半的患者会出现性功能障碍，主要是勃起功能障碍。

放疗与手术哪种方式疗效更好？

对早期前列腺癌，放疗与手术的疗效相同，对于局部晚期前列腺癌，放疗加上内分泌治疗比手术的疗效更好。放疗后复发的患者可通过手术治疗进行补救，但副作用较大，手术死亡率高，而手术后复发的患者也可通过放射治疗杀死肿瘤，比较安全。选择手术还是放疗需要看患者的年龄、身体状态、是否患有其他疾病，以及患者自己的意愿。总之，放射治疗应用范围较宽，而手术多用于较年轻的、身体状态好的患者。

放射治疗在前列腺癌治疗中的地位如何？

放射治疗在前列腺癌的治疗中扮演重要角色，早期前列腺癌的放疗与手术疗效相同，手术后复发或手术没有切除干净的患者仍然需要通过放疗进行挽救治疗，局部中晚期前列腺癌以放疗加内分泌治疗为主，而对于晚期出现转移的前列腺癌患者，如果出现局部出血、压迫或疼痛时，也需要进行放射治疗缓解症状，延长生命，提高生活质量。由此可见，放疗可以应用于前列腺癌发生发展的各个阶段，是前列腺癌重要的根治和姑息治疗手段。

前列腺癌患者放射治疗前要做哪些准备？

前列腺癌患者大部分是由泌尿科医生诊断并转到放疗科治疗，所以每位患者应保存好先前各项检查结果和影像资料特别是病理结果、PSA 化验结果，以便放疗科医师根据病情设计治疗方案。放疗前，还需要完善一些分期检查，如 MRI、CT、ECT，常规化验，如血尿便常规、肝肾功能等，以便放疗中及放疗后比较治疗效果。

放疗前医师还会详细了解患者排便或排尿情况，如大小便次数，间隔时间及是否伴有疼痛及血便等，性功能状态包括是否还有性生活及间隔时间。这些都是为了评估放疗的急、慢性毒性，以便给予适当的处理。

放疗前患者及家属要做哪些思想准备？

接受放疗是患者及家属的一件大事，因为大多数人对放疗都有一种恐惧心理，害怕放疗后的反应。特别是怕病人知道自己患了癌症，认为癌症是不治之症，唯恐患者一时想不开寻短见，就向患者隐瞒病情甚至家属直接替患者拒绝放疗。

放疗是治愈前列腺癌的有效手段，应充分了解放疗的作用、不良反应及处理方法，主动向医生提出想法和担心。医生会在决定放疗前向患者及家属解释为什么放疗，可达到什么疗效。放疗前医生会安排放疗前谈话，交代放疗可能出现的副反应及应对措施并要求签字。

前列腺癌放疗过程中需要注意什么？

放疗时患者没有任何感觉，就像拍 X 光片或照 CT 一样。随着治疗的继续，在治疗开始 2～3 周后，患者可能会出现轻度乏力或食欲不振，排便次数增加或尿频，特别是全盆腔放疗的患者。后期可能会有稀便及腹泻的情况，但不会很重，不必担心。一般治疗结束 2 周后这些反应逐渐消退。

治疗中不必忌口，但要避免辛辣及不洁食物，少食生的蔬菜及凉拌菜，避免引起腹泻影响治疗进度。医生一般每周对患者检查一次，需要监测血常规了解白细胞和血小板计数，如果白细胞水平偏低可口服升白细胞药物。要注意保护好身上的定位标记。射野内的皮肤可能会出现轻微发红及发痒，就像夏天受到阳光暴晒后的皮肤反应，一般不必处理，治疗后反应会逐渐消失。瘙痒时可轻拍皮肤止痒，不要抓挠。

前列腺癌放疗期间能否参加体育锻炼？

放疗期间可以参加一些体能消耗不大的运动或适当的家务劳动，但一定要适可而止，不能强制性锻炼，因为放疗不但有杀灭肿瘤的作用，同时正常细胞也会受损，主要是 DNA 链的断裂。正常细胞有能力修复受损的 DNA，恢复细胞功能，但这个过程需要能量。

患者已经因为放疗出现疲乏，食欲不振，再强迫自己锻炼或劳动，会更多消耗能量，影响正常组织的修复。因此，前列腺癌放疗期间可进行适量的活动如散步，不建议激烈运动和较重体力劳动，也不要认为消耗性运动可以促进食欲，那样可能会适得其反。

接受放疗后身体会带有射线吗？

如果接受的是外照射治疗，那么患者的体内就不会存有射线，因为放疗过程中，射线进入人体后，瞬间会被组织吸收，当然射线会和体内的水分子作用产生带电荷的自由基，但是他们也仅能存在十万分之一秒，所以我们说，患者经过外照射治疗后体内不会存有射线。当然如果接受前列腺粒子植入，那么患者身上就会带有射线。目前前列腺癌粒子治疗的放射性核素能量较低，穿透距离短，不需特殊防护，必要时要咨询您的医生或物理师。对于高剂量治疗，治疗结束时放射源会撤离出人体，当然向外照射一样，体内不会存有射线。

X刀或γ刀是怎么回事，可以用于前列腺癌吗？

所谓X刀或γ刀的概念来自于脑病变的治疗，对于颅内小于3cm的肿瘤，通过各个角度的放射源聚焦于肿瘤，使病变达到很高的剂量，而周围正常组织的剂量很快下降，可以达到和手术相同的效果，但不用开颅不流血，我们形象地称之为'刀'，如果是钴-60发出的γ射线，我们称之为γ刀，如果是加速器的X线则称之为X刀。对于体部肿瘤，一般采用4~6个照射野治疗，每个照野形状完全和靶区一致，最大限度地保护好正常组织，放疗科医生一般称之为立体定向适形放疗。但体部肿瘤往往体积较大，需要照射亚临床病变，使治疗靶区体积更大，即使增加照射野数，可能也不会改善正常组织的剂量分布，反而可能使正常组织受照射体积增加。因此，对于体部肿瘤比如前列腺癌的放疗，采用立体定向适形放疗或适形调强放疗技术可以满足绝大多数患者的需求。

前列腺癌患者放疗后PSA会马上降至正常吗？

PSA是前列腺特异性抗原的缩写，不仅可用于前列腺癌的诊断，还可以判断治疗效果。有效的治疗可以使血清PSA水平下降，比如早期前列腺癌根治术后PSA很快会下降到很低的水平。那么，根治性放疗的患者是不是PSA很快下降呢？如果是低或中危前列腺癌患者采用单纯根治性放疗，即不使用内分泌治疗，放疗后PSA很少马上降至正常，不必过于担心，因为前列腺癌细胞受到照射后，其死亡是渐进性死亡，医学上称之为凋亡，也就是细胞在经过一次或几次分裂后才死亡，细胞不分裂，肿瘤还会维持其一般代谢，就是说还会产生 PSA。

PSA 不是前列腺癌的特异性抗原，正常前列腺细胞同样会产生 PSA，因此 PSA 在放疗后数月甚至一年才会明显下降。如果对于中、高危前列腺癌或晚期前列腺癌，一般主张放疗前的新辅助内分泌治疗，即放疗前 3～6 个月开始内分泌治疗，持续 6～30 个月，这种情况下 PSA 水平会很快下降至极低水平。有些患者会想是不是病已经治愈了，是不是可以不放疗了？其实内分泌治疗无法根治前列腺癌，癌细胞只是暂时停止生长，需要用根治剂量放疗来杀灭它们。

什么是前列腺癌的粒子植入治疗？

粒子植入治疗俗称"粒子刀"，是指利用特殊设备，在 CT 或 B 超引导下，通过粒子植入系统将放射性粒子直接植入前列腺，通过核素释放的射线杀灭癌细胞。粒子植入可以提高前列腺局部放射剂量从而提高肿瘤的局部控制率，而周围组织剂量很低，达到很好的治疗增益比。随着计算机三维治疗计划系统的发展及精确定位系统的出现，粒子植入治疗有了长足的发展，并得到广泛应用。但是粒子植入治疗不适于所有的前列腺癌患者，只有低危前列腺癌患者才能从中受益。

什么是前列腺癌的内分泌治疗？

前列腺的生长、发育需要雄激素。幼时切除睾丸的男子，前列腺不发育，也就不会发生前列腺肥大和前列腺癌。当然不能为预防前列腺疾病就切除睾丸，这样得不偿失。

前列腺癌的生长也与雄激素有关，通过各种手段去除体内雄激素的生产和阻止雄激素与癌细胞接触，可以延长前列腺癌患者的生存时间，甚至治愈肿瘤。阻止雄激素的生产和不让它们发挥作用的治疗方法称为内分泌治疗。

绝大部分雄激素由睾丸产生，切除睾丸可以明显降低体内雄激素的合成，称之为手术去势。另外有一些药物也可以阻止睾丸产生雄激素，我们称之为药物去势。还有一些药物可以阻止雄激素与前列腺癌细胞接触，避免后者受刺激而生长，称之为雄激素阻断治疗。

如果我们阻止睾丸产生雄激素（手术或药物去势）合并阻止雄激素与癌细胞结合的药物共同使用，称之为最大雄激素阻断治疗，可以提高疗效，但相应副作用略有增加。

前列腺癌内分泌治疗有何并发症，如何预防？

内分泌治疗最常见的副作用是性欲丧失和性功能下降，还有类似于妇女更年期的症状，如潮热、乏力、情绪变化，另外可能出现面部及四肢的水肿，肌肉萎缩和乳房增大等。内分泌治疗可能增加心血管疾病及血栓性疾病的风险，有加重老年人骨质疏松的风险。

如果接受了前列腺癌内分泌治疗，首先需要对可能出现的副作用有充分的认识和了解，适当地进行体育锻炼，加强对心脑血管疾病的监测，适当预防用药，要控制血脂或血糖，注意饮食营养均衡。适当补钙、户外活动及接触阳光都有助于减缓骨质疏松，或在医生指导下使用药物减少钙质流失。对于短期使用内分泌治疗者，停药后性欲及勃起障碍可恢复，潮热症状或乳腺增大可消失。

如果已发生了前列腺癌远处转移，是否还需要针对前列腺进行治疗？

在我国，许多患者在发现了前列腺癌的同时已经出现了远处转移，这种情况下，内分泌治疗为主要治疗，那么有的患者很担心前列腺的原发灶，认为针对原发灶的治疗很必要。与其他一些肿瘤不同，其实前列腺癌一旦转移，因原发部位未控造成的死亡较少，主要的死亡原因为转移。目前没有任何资料证实，原发部位的手术或放疗可以提高生存率，因此，除了原发部位即前列腺有明显症状如出血、梗阻和疼痛外，一般不需特殊治疗。

为什么前列腺癌易发生骨转移？

前列腺癌易发生骨转移，特别是脊柱、骶骨等体部的轴心部位骨转移，这是由于前列腺的静脉与骶前的静脉丛相交通，使癌细胞进入脊柱静脉系统，该系统的血流缓慢，使癌细胞停留该处，造成骨转移。另外，前列腺癌细胞与骨组织有特殊的亲和力，其中的肿瘤干细胞便在骨组织中生根发芽，并进一步繁殖成转移灶。

前列腺癌局部治疗还有哪些方式？

前列腺癌的局部治疗指采用各种手段破坏和清除位于前列腺局部的肿瘤病变，除了我们前面提到的手术和放疗外，还包括以下方式：

1. 局部冷冻治疗。

2. 高能聚焦超声治疗。

3. 组织内射频消融治疗。

以上治疗均属于物理疗法，可以单独应用于低危前列腺癌，或作为放疗后局部复发前列腺癌的挽救治疗。就目前的结果看，以上治疗疗效还没达到手术或放疗的水平，需要进一步的研究。

如何看待 PSA 值升高？

前列腺癌根治术后，血清 PSA 水平会降低至接近于 0 的水平，术后需要每半年随访复查 PSA。如果连续 3 次出现 PSA 值得升高，我们在临床上称之为生化复发，需要进一步治疗。血清 PSA 的变化趋势与预后明显相关，PSA 水平低、数值上升慢的患者预后较好，相反，PSA 水平高（PSA＞2ng/ml）或上升速度快（PSA 增加一倍的时间低于 10 个月）预后不好，可能有淋巴结或远处转移的可能。

前列腺癌根治术后生化复发如何治疗？

前列腺癌根治术后生化复发后，需进行进一步全面检查明确是否为局部复发或远处转移，检查包括直肠指诊、经直肠超声检查和活检、全身骨扫描、CT 及盆腔核磁共振（直肠内线圈 MRI）等。其中直肠内线圈 MRI 是探测前列腺癌局部复发的重要手段，具有较高的诊断率。另外，PET-CT 在诊断术后复发的意义上有较好的前景。术后复发的治疗包括观察等待、挽救性放疗及内分泌治疗。挽救性放疗可以提高无复发生存率及总生存率。

前列腺癌根治性放疗后复发如何治疗？

根治性放疗后生化复发的患者，如果不经挽救治疗，仅采取内分泌治疗，进展到临床明确复发的时间大约为 3 年，因此对于生化复发的患者，如果预期寿命较长（一般大于 10 年）应该考虑挽救性治疗。挽救性治疗包括根治性手术、局部冷冻治疗、高能聚焦超声治疗及组织内射频消融治疗。如果有远处转移或淋巴结转移，治疗以内分泌治疗为主。

晚期前列腺癌内分泌治疗耐药了怎么办？

晚期前列腺癌的内分泌治疗疗效一般仅能持续 2～3 年，而后会转为激素非依赖前列腺癌，进而发展为激素难治性前列腺癌，平均生存仅 2～3 年。

1. 二线内分泌治疗：如果既往仅使用了去势治疗包括手术去势或药物去势，那么可以加用抗雄激素药物，如比卡鲁胺或氟他胺，也可交替使用；如果既往使用联合抗雄激素治疗，即去势治疗联合了比卡鲁安或氟他胺，停用抗性激素药比卡鲁胺或氟他胺病情可以改善半年左右；应用肾上腺雄激素抑制剂如酮康唑、肾上腺皮质激素如泼尼松等；低剂量雌激素治疗如雌二醇或甲地孕酮。

2. 化疗：化疗不用于早期前列腺癌及内分泌治疗有效的前列腺癌，仅用于激素难治性前列腺癌。化疗目的在于控制肿瘤进展和提高生存质量，不应期望杀死所有肿瘤细胞，有效的评价指标为血清 PSA 下降50％或生活质量改善，如疼痛减轻。常用以多西紫杉醇为基础的化疗。

3. 其他治疗：包括生物免疫治疗、靶向治疗等近年也取得可喜的进展，但由于人体免疫机制的特异性和肿瘤基因的多样性，相关研究需深入开展。

前列腺癌的手术前后饮食上需注意什么？

前列腺癌切除手术尤其是清除术是属于大手术，对病人机体有较大的创伤。因此，手术前给病人良好的饮食，使病人有较好的体质以保证手术的顺利进行，是促进病人康复的必要条件。所以，术前一段时间内帮助病人增加营养，如果是较消瘦的病人要给予高热量、高蛋白质、高维生素膳食，使病人能在短期内增加体重；对较肥胖的病人要给高蛋白、低脂肪的膳食，如瘦猪肉、鸡肉、鱼虾等，以储存部分蛋白质并消耗体内脂肪，因为体脂过多会影响伤口愈合。一般病人在术前12小时应禁食，术前4～6小时要禁水，目的是要防止麻醉或手术过程中呕吐或并发吸入性肺炎。胃肠道内较多食物积存也将影响手术的顺利进行，所以，要配合医务人员协助病人做好禁食禁饮的工作。

手术后初期一般会采用特殊途径供给病人营养，如静脉高营养。待胃肠道功能恢复后，可以先给清流食或流食，逐步过渡到半流食，经过一段时间后再依次过渡到软膳食或普通膳食。为了促进病人的早日康复或尽快接受其他治疗，术后病人原则上给予高蛋白质、高热量和高维生素的营养膳食，如牛羊肉和瘦猪肉、鸡肉、鱼、虾、鸡蛋及豆制品，可以给病人适量喝牛奶，多吃新鲜的蔬菜、水果。

前列腺根治性手术后有哪些不适？

1. 膀胱痉挛、收缩。病人有明显的膀胱憋胀感，急迫的尿意及便意，膀胱区痉挛、收缩性疼痛，尿液、冲洗液从尿道口溢出。应及时进行心理疏导，消除紧张心理；及时对症处理，予解痉止痛剂；调整冲洗速度，保持导尿管通畅；必要时在膀胱冲洗液中加入一定量的利多卡因溶液，以减轻痉挛疼痛。

2. 尿频、尿急、尿失禁或终末血尿。症状可在拔除导尿管后暂时性出现，属于术后恢复期的正常情况，通常恢复正常排尿需 2 个月。指导病人进行提肛肌及收缩会阴肌肉的锻炼，做好皮肤的护理，防止尿疹。

3. 阳痿。给予病人心理支持，鼓励病人及其配偶讨论其他形式的夫妻生活，提供性知识咨询。向病人解释通过治疗，性功能可部分恢复。

4. 尿道与膀胱颈狭窄。要定期手术扩张。

前列腺癌放疗期间的家庭护理有哪些？

放疗期做好家庭护理有利于病人康复，主要包括以下方面：

心理支持

亲属应及时掌握病人的思想情况，除了给予身体上的照顾外，还应注意精神上的支持。可不必对患者隐瞒病情，告知患者前列腺癌发展缓慢，早期患者治愈率极高，及时消除病人的顾虑和紧张情绪，从而配合治疗。

保护照射野标记

目前先进的放疗技术可以精确地确定照射部位和精确地治疗，但根治放疗需要进行 35 次左右，重复治疗需要准确，其实现就依靠患者身上的标记。放疗标记一定要保持清晰，色线变淡，应请医生画清晰，切勿洗掉标记，需要重新放疗定位，耽误治疗影响疗效并可能增加经济负担。

饮食调理

病人常出现厌食、恶心、呕吐等不良反应，应针对病人的具体情况，加强营养。如鼓励多吃富含维生素的蔬菜，多食高蛋白易消化食物，以利于机体修复损伤的组织。在食物的调配上，注意色、香、味，少量多餐。餐前适当控制疼痛，饭前散步等。同时应禁烟、酒，避免辛辣、煎炸等刺激性食物和过硬食物。

照射野皮肤护理

前列腺癌放疗主要的皮肤急性反应为瘙痒、脱屑等。减轻放疗造成的急性皮肤反应的方法是：保持照射野皮肤清洁、干燥、防止感染，局部皮肤避免刺激。勿用手抓搓，勿在强烈阳光下暴晒，勿做红外线等各种理疗。禁贴胶布或胶膏，禁注射，禁热敷，禁自行用药。忌用肥皂或护肤霜洗擦，不搽刺激性或含重金属的药物。

保持规律的生活和作息时间

保证充足的睡眠，避免疲劳和情绪激动，可减轻放疗反应。

前列腺癌内分泌治疗需要注意哪些问题？

内分泌治疗中患者常见以下症状：

1. 潮热。类似于妇女的更年期反应，一天可有数次，严重会影响睡眠。潮热是较高发的症状。患者感全身燥热，面部潮红，常伴有全身出汗、心悸、眩晕等，潮热后容易出现寒战。这是人体内分泌适应和调整过程中出现的暂时现象，会随着时间的延长而逐渐消失。不要食用过热和刺激性食物，避免饮酒及喝浓茶、热咖啡，进食不过饱。

2. 乏力。表现为身体倦怠，喜卧床，贪睡。应鼓励患者适量活动，散步是较好的锻炼方式，可以防止肌肉萎缩。

3. 阳痿。接受去势治疗的患者性欲消失，手术去势性功能将永久丧失，短时间药物去势的患者停药可以恢复性功能。对于较年轻患者要求保存性功能的可单用抗性激素药物，不采用去势治疗，但需与主管医师讨论利弊。

4. 乳房发育。内分泌治疗的患者可能会出现乳房发育并伴有疼痛，停用内分泌治疗后可缓解。

5. 肝功能异常。肝毒性反应主要来自于药物去势治疗，主要表现为转氨酶水平升高、黄疸。因此，去势治疗开始后要每月定期复查肝功能，一旦发现转氨酶超过正常值2倍以上应予停药，停药后一般肝毒性会自行逆转。避免合用其他损害肝功能的药物，根据病情遵医嘱给予护肝药物。

6. 血糖、血脂改变。内分泌治疗可能升高血糖及引起高脂血症，应定期验血，必要时请内科医师指导治疗。

7. 骨质疏松/骨折。内分泌治疗可引起骨矿物质的丢失，曾有报道使用诺雷得后 6 个月患者骨密度平均下降 4% ～ 12%，尤以腰椎及股骨近端最为明显。而老年人本身存在程度不等的骨质疏松症，他们对骨质疏松引起的并发症及对健康的危害性均缺乏一定的了解和认识。因此，要加强饮食、运动、安全方面的健康宣教。给予补充骨矿物质，指导患者在治疗期间多食豆制品、奶制品等含钙食物或钙剂及维生素 D，定期复查骨密度。

前列腺癌的随访的目的是什么？

所谓随访就是定期去拜访医生，让他为患者进行一系列必要的检查，以评价患者的疾病状况。随访可以达到以下目的，有益于患者的治疗和预后。

1. 根治治疗后及早发现局部复发或远处转移，争取再根治疾病的机会。

2. 及时了解病情进展情况，对等待观察的患者尤其重要，如病情进展可以及时采取根治治疗。

3. 发现治疗的并发症并及时治疗，防止严重并发症出现。

4. 了解生活质量变化，给予积极的护理指导。

5. 建立患者医疗档案，总结临床经验和教训，指导和改善未来前列腺癌的治疗。

膀胱癌的发病率如何并有何特点？

在我国，男性膀胱癌发病率位居全身肿瘤的第8位，女性排在第12位以后，发病率远低于西方国家。2002年我国膀胱癌年龄标准化发病率男性为3.8/10万，女性为1.4/10万。近年来，我国部分城市肿瘤发病率报告显示膀胱癌发病率有增高趋势。

膀胱癌男性发病率为女性的3～4倍。而对分级相同的膀胱癌，女性的预后比男性差。男性膀胱癌发病率高于女性可能与吸烟习惯、职业因素有关，性激素亦可能是原因之一。

膀胱癌可发生在任何年龄，甚至于儿童。但是主要发病年龄在中年以后，并且其发病率随年龄增长而增加。

膀胱癌的发病因素有哪些？

膀胱癌的发生是复杂、多因素、多步骤的病理变化过程，既有外在的环境因素，又有内在的遗传因素。

1. 在环境因素中，较为明确的两大致病危险因素是吸烟和长期接触工业化学产品。吸烟是目前最为肯定的膀胱癌致病危险因素，约 $30\%\sim50\%$ 的膀胱癌由吸烟引起，吸烟可使膀胱癌危险率增加 $2\sim4$ 倍，其危险率与吸烟强度和时间成正比。

另一重要的致病危险因素为长期接触工业化学产品，职业因素是最早获知的膀胱癌致病危险因素，约 20% 的膀胱癌是由职业因素引起的，包括从事染料制造、橡胶化学、药物制剂和杀虫剂生产、油漆、金属钢生产。但并不是说所有接触化工这些行业的人都会得膀胱癌，要真正查明膀胱癌的原因还有待医疗界进一步的研究证实。其他可能的致病因素还包括慢性感染、应用化疗药物环磷酰胺、滥用含有非那西汀的止痛药（10年以上）、盆腔放疗、长期饮用砷含量高的水和氯消毒水、咖啡、染发剂等。

2. 在遗传因素中，有家族史者发生膀胱癌的危险性明显增加，遗传性视网膜母细胞瘤患者的膀胱癌发生率也明显升高。

3. 慢性尿路感染、残余尿及长期异物刺激（留置导尿管、结石）与肌层浸润性膀胱癌的发生密切相关，其主要见于鳞状细胞癌和腺癌。

膀胱癌分为哪几种类型？

膀胱癌包括尿路上皮细胞癌、鳞状细胞癌和腺细胞癌，其次还有较少见的转移性癌、小细胞癌和癌肉瘤等。其中，膀胱尿路上皮癌最为常见，占膀胱癌的 90% 以上。膀胱鳞状细胞癌比较少见，占膀胱癌的 $3\%\sim7\%$。膀胱腺癌更为少见，占膀胱癌的比例 $<2\%$，膀胱腺癌是膀胱外翻患者最常见的癌。按照癌细胞恶性程度的高低，病理医生可以给以高分化或低分

化的评分。

膀胱癌有哪些临床表现？

血尿是膀胱癌最常见的症状，尤其是间歇全程无痛性肉眼血尿，可表现为肉眼血尿或显微镜下血尿，有时可伴有血块。血尿出现时间及出血量，与肿瘤的恶性程度、分期、大小、数目、形态并不一致。有时很小的肿瘤却会出现大量血尿。

膀胱癌患者亦有以尿频、尿急、尿痛和盆腔疼痛为首发表现，为膀胱癌另一类常见的症状，常与弥漫性原位癌或浸润性膀胱癌有关。

其他症状还有输尿管梗阻所致腰胁部疼痛、下肢水肿、盆腔包块、尿潴留。有的患者就诊时即表现为体重减轻、肾功能不全、腹痛或骨痛，均为晚期症状。

怎样尽早发现膀胱癌？

膀胱癌首要的表现一般都是因为肿瘤破溃产生无痛性肉眼血尿，所以，发现血尿及时就诊，尤其年龄在 40 岁以上的成年人，出现无痛性血尿，都应想到泌尿系肿瘤的可能。如果是膀胱癌，大部分是处于分化良好或中等分化的早期膀胱癌，治疗效果较好。

患者贻误治疗膀胱癌的主要原因可能是，由于血尿呈间歇性表现，有的患者仅有一次或者两次血尿，有的时候甚至隔几个月才出现第二次血尿，当血尿停止时容易被忽视，等到经常血尿的时候才到医院就诊；有的患者只表现为镜下血尿，因为不伴有其他症状而不被重视，往往直至出现肉眼血尿时才就医。

尿细胞学检查有何诊断意义？

尿脱落细胞学检查是膀胱癌诊断和术后随访的主要方法。尿标本的采集一般通过自然排尿，也可以通过膀胱冲洗，这样能得到更多的肿瘤细胞，有利于提高检出率。尿脱落细胞学阳性意味着泌尿道的任何部分，包括肾盂、肾盏、输尿管、膀胱和尿道，存在尿路上皮癌的可能。

尿脱落细胞学检测膀胱癌的敏感性为 $13\%\sim75\%$，特异性为 $85\%\sim100\%$。敏感性与肿瘤细胞分级密切相关，对于分级低的膀胱癌，也就是对恶性度较低的肿瘤敏感性较低，一方面是由于肿瘤细胞分化较好，其特征与正常细胞相似，不易鉴别，另一方面由于肿瘤细胞之间粘结相对紧密，没有足够的细胞脱落到尿中而被检测到，所以尿细胞学阴性并不能排除低级别膀胱癌的存在；相反，分级高的膀胱癌或原位癌，也就是对恶性度高的肿瘤，敏感性和特异性均较高。尿标本中细胞数量少、不典型或退行性变、泌尿系感染、结石以及膀胱灌注治疗等因素可以影响尿细胞学检查结果。

膀胱癌手术风险大吗？

任何手术都是有风险的，但对于膀胱癌，手术死亡率、并发症比例很低，膀胱癌的手术死亡率低于 1%，并发症多为出血或感染，这些都是普通手术同样存在的风险。并发症有的与肿瘤的临床分期、恶性程度有关，有的同患者的综合身体条件有关，患者和患者家属应该正确对待这些问题，不要对手术有恐惧心理。

肿瘤

135

什么是膀胱癌的经尿道微创手术？

膀胱癌的微创手术是指经尿道的肿瘤切除术，适用于恶性程度比较低、肿瘤又比较小、比较局限、膀胱肌肉没有受到侵犯的膀胱非肌层浸润性膀胱癌，非肌层浸润性膀胱癌占全部膀胱肿瘤的 70%，这种微创手术可达到控制疾病、保留膀胱的目的。主要包括经尿道膀胱肿瘤电切术和经尿道膀胱肿瘤激光术。

经尿道膀胱肿瘤电切术是非肌层浸润性膀胱癌的传统治疗手段。经尿道膀胱肿瘤电切术的目的一是切除肉眼可见的全部肿瘤，二是切除组织进行病理分级和分期。此手术是将肿瘤完全切除直至露出正常的膀胱壁肌层。肿瘤切除后，进行基底部组织活检，便于病理分期和下一步治疗方案的确定。

经尿道膀胱肿瘤激光手术是近年来开展的治疗膀胱肿瘤的新方法，激光手术可以汽化，也可以凝固止血，临床总结，激光手术肿瘤复发率低于经尿道电切术，无经尿道电切术导致的闭孔神经反射及膀胱穿孔等并发症，具有手术安全性高的优点。激光手术前需进行肿瘤活检以便进行病理诊断。

什么情况做全膀胱切除术？

对于恶性程度比较高、肿瘤比较大、膀胱内广泛多发、已侵犯肌肉的浸润性膀胱癌，或在接受经尿道手术治疗后，肿瘤短时间内复发、恶性级别升高、疾病进展时，则应及时果断地采用根治性膀胱全切除手术，以期获得最好的治疗效果。除了根治性膀胱全切除术外，还必须施行标准的盆腔淋巴结清扫。彻底的盆腔淋巴结清扫能够最大限度地提高患者的生存率、避免局部复发和远处转移。

目前根治性膀胱切除术的方式可以分为开放手术和腹腔镜手术两种。与开放手术相比，腹腔镜手术具有失血量少、术后疼痛较轻、恢复较快的特点。

肌层浸润性膀胱癌还能保留膀胱吗？

肌层浸润性膀胱癌标准的治疗方法是根治性膀胱切除术，保留膀胱的手术仅适用于身体条件不能耐受根治性膀胱切除术，或不愿接受根治性膀胱切除术的浸润性膀胱癌患者，可以考虑行保留膀胱的手术。施行保留膀胱手术的患者需经过细致选择，对肿瘤性质、浸润深度进行评估，正确选择保留膀胱的手术方式，并辅以术后放射治疗和化学治疗，且术后需进行密切随访。浸润性膀胱癌保留膀胱的手术方式有两种：经尿道膀胱肿瘤切除术和膀胱部分切除术。对于多数保留膀胱的浸润性膀胱癌患者，可通过经尿道途径切除肿瘤，但对于部分患者应考虑行膀胱部分切除术。

膀胱肿瘤术后为什么要进行膀胱灌注化疗？

膀胱灌注化疗适用于非肌层浸润性膀胱癌，并在经尿道膀胱肿瘤切除术后使用。

有研究总结不同地区、医院的临床报告，经尿道膀胱肿瘤电切术后有 10%～67% 的患者会在 12 个月内复发，术后 5 年内有 24%～84% 的患者复发，激光手术复发率虽低于电切手术，但仍不能解决复发的问题，这可能与新发肿瘤、肿瘤细胞种植或原发肿瘤切除不完全有关。

尽管在理论上经尿道肿瘤切除术可以完全切除非肌层浸润

的膀胱癌，但在临床治疗中仍有复发概率，而且有些病例会发展为肌层浸润性膀胱癌。单纯经尿道肿瘤切除术不能解决术后复发和进展问题，因此，建议所有的非肌层浸润性膀胱癌患者术后均进行膀胱灌注治疗。

膀胱肿瘤术后膀胱灌注化疗要持续多长时间？

我们常采用的膀胱灌注化疗方法是：手术后每周 1 次，连续 8 周，随后进行膀胱维持灌注化疗，每月 1 次，共 6～12 个月。方案可以根据不同患者的具体情况由医生自己掌握。灌注期间出现严重的膀胱刺激症状时，应延迟或停止灌注治疗，以免继发膀胱挛缩。

膀胱灌注化疗的药物有哪些？

膀胱灌注化疗常用药物包括：阿霉素、表柔比星、丝裂霉素、吡柔比星、羟基喜树碱等。化疗药物应通过导尿管灌入膀胱，并保留 0.5～2 小时，保留时间需依据药物说明书。灌注前不要大量饮水，避免尿液将药物稀释。

膀胱灌注化疗的主要副作用是化学性膀胱炎，表现为尿频、尿急、尿痛及血尿等，程度与灌注剂量和频率相关。多数副作用在停止灌注后可以自行改善。

什么是膀胱灌注免疫治疗？

临床应用的膀胱灌注免疫制剂是卡介苗（BCG）、白细胞介素 2 和干扰素等。BCG 的确切作用机制尚不清楚，多数研究认为是通过免疫反应介导的。BCG 适合于高危非肌层浸润性膀胱癌的治疗，可以预防膀胱肿瘤的进展。由于 BCG 灌注的副作用发生率较高，临床应用需慎重。白细胞介素 2 和干扰素是常用的免疫调节剂，通常采用腔内灌注或肿瘤部位注射的方式，既有增强全身免疫系统的功能，又有增强膀胱内局部免疫的功能。

全膀胱切除后如何解决排尿问题？

全膀胱切除后通常采用尿流改道或"膀胱"重建来解决排尿问题。手术方式的选择需要根据患者的具体情况，如年龄、伴发病、预期寿命、盆腔手术及放疗史等，并结合患者的要求认真选择。术前医生会告知患者有几种可选择的手术方式，意见一致后再决定手术方式。保护肾功能、提高患者生活质量是治疗的最终目标。神经衰弱、精神病、预期寿命短、肝或肾功能受损的患者对于有复杂操作的尿流改道术属于禁忌症。

什么是不可控尿流改道术？

不可控尿流改道是指输尿管直接腹壁造口或输尿管接在一段肠道后肠道腹壁造口，通过佩戴集尿袋，将不自主流出的尿液收集至集尿袋中，优点是此术式在尿流改道中创伤相对小，主要缺点是需腹壁造口、终身佩戴集尿袋，而且造口周围的皮肤容易发生炎症、溃疡等并发症。不可控尿流改道术主要包括输尿管皮肤造口术和回肠膀胱术。

什么是可控尿流改道术？

可控尿流改道主要包括建立可控贮尿囊和利用肛门控制尿

液两种术式。

建立可控贮尿囊术式是指利用一段肠道做成囊状储尿囊和单向"阀门"腹壁造口，尿液通过定时自家导尿排出。可控贮尿囊适用于预期寿命较长、能耐受复杂手术，双侧肾脏功能良好，可保证电解质平衡及废物排泄，无上尿路感染，肠道未发现病变，能自行导尿的患者。建立可控贮尿囊是常用的可控尿流改道术。

利用肛门控制尿液的术式，要求患者肛门括约肌功能必须良好，包括尿粪合流术和尿粪分流术，此术式由于并发症较多，现临床很少应用。

什么是膀胱重建术？

膀胱重建术也叫原位新膀胱术，就是在膀胱切除的位置，按照整形的手术方法，利用肠道制作成新的贮尿囊，上端连接输尿管，下端直接连接尿道，避免了尿液从腹壁皮肤改道。新的"膀胱"不但有一定容量，而且保持较低张力，经过一定的训练后，病人基本能做到通过腹压或间歇清洁导尿排空尿液，满足其"正常排尿"的生理需求。近年已被很多的治疗中心作为尿流改道的主要术式。此术式主要优点是不需要腹壁造口、不需终生挂尿袋，明显提高了患者的生活质量。缺点是夜间尿失禁和需要间歇性的自我导尿。

什么时候选择膀胱癌的放疗？

肌层浸润性膀胱癌患者在某些情况下，为了保留膀胱不愿意接受根治性膀胱切除术，或患者全身条件不能耐受根治性膀胱切除手术，或根治性手术已不能彻底切除肿瘤以及肿瘤已不能切除时，可选用膀胱放射治疗或化疗加放射治疗。

膀胱癌治疗效果受哪些因素影响？

决定膀胱癌治疗效果最关键因素有两点：一是膀胱癌的临床与病理分期，即通俗讲的是早期还是晚期，要看癌肿累及（浸润）膀胱的深度，有无周围组织脏器、淋巴结和远处转移。二为膀胱癌细胞的类型和恶性程度，肿瘤细胞的分化越差，恶性程度越高。

膀胱癌患者术后随访内容有哪些？

非肌层浸润性膀胱癌的随访包括膀胱镜、B超、尿脱落细胞学等，膀胱镜检查是金标准，泌尿外科医师应该尽可能地帮助患者克服恐惧心理而接受膀胱镜检查。同时，一旦发现异常则应该行病理活检。所有的非肌层浸润性膀胱癌患者都必须在术后3个月接受第一次膀胱镜检查。以后的随访应根据肿瘤的复发与进展的危险程度决定。一旦患者出现复发，则治疗后的随访方案须重新开始。

根治性膀胱切除术和尿流改道术后必须进行长期随访，随访重点包括肿瘤复发和与尿流改道相关的并发症。

如何预防膀胱癌复发？

跟其他肿瘤相比，膀胱癌最大的特点是手术以后易复发，且复发率比较高。预防复发，对于非肌层浸润性膀胱癌一般手术以后都要采取膀胱灌注化疗，对于肌层浸润性膀胱癌则采用化疗或放疗的方法。

膀胱癌转移最先会转移到哪里？

膀胱癌会发生转移。膀胱癌的转移会根据膀胱癌病理类型有区别，最常见的是膀胱尿路上皮癌，这种癌主要的特点是容易复发，一般发生转移比较晚，发生的转移首先是盆腔淋巴结，还有一些比较少见的膀胱癌，如腺癌、鳞癌，这些癌的恶性程度很高，容易发生淋巴结或者其他脏器转移。

肾癌的发病情况如何？

肾癌是起源于肾实质的恶性肿瘤，又称肾腺癌，占肾脏恶性肿瘤的80%～90%，不包括肾间质及肾盂上皮的各种肿瘤。

肾癌约占成人恶性肿瘤的2%～3%，各国或各地区的发病率不同，发达国家发病率高于发展中国家，城市地区高于农村地区；男女比例约为2：1；发病年龄可见于各年龄段，高发年龄在50～70岁。

近年来我国肾癌的发病率有上升趋势，北京1988年时统计，肾癌发病率男性为3.66/10万，女性为1.56/10万；1995年发病率增长为男性4.02/10万，女性为2.94/10万。

哪些人比较容易患肾癌？

肾癌的病因未明。其发病原因可能与吸烟、肥胖、长期血液透析、长期服用解热镇痛药物等有关；某些职业如石油、皮革、石棉等产业工人患病率高。少数肾癌与遗传因素有关，称为遗传性肾癌或家族性肾癌。

肾癌可以早期发现吗？

早期肾癌无明显症状，现在每年的例行体检的人越来越多，B超很容易发现 1cm 以上的肿瘤，所以，只要例行体检，发现早期的肾癌比较容易。当出现"血尿、疼痛和肿块"这三大肾癌典型症状时病情往往为晚期，现在这种情况越来越少了。

肾癌的临床表现有哪些？

肾癌临床表现多样，早期无明显症状，当出现"血尿、疼痛和肿块"这三大肾癌典型症状之一时，基本上已经属于肾癌晚期。也有部分患者表现为高血压、贫血、体重减轻、恶病质、发热、红细胞增多症、肝功能异常、高钙血症、高血糖、血沉增快等改变。也有因肾癌转移所致的骨痛、骨折、咳嗽、咯血等症状就诊。

哪些检查能够确诊肾癌？

肾癌的临床诊断主要依靠影像学检查，包括腹部彩色多普勒超声、腹部 CT 平扫和增强扫描。实验室检查可作为对患者术前一般状况、肝肾功能以及预后判定的评价指标，确诊则需依靠病理学检查。

肾癌的腹腔镜手术与开放手术相比有哪些优势？

开放手术切口一般长约 15～20cm，而腹腔镜手术切口较小，创伤相对小，术后病人恢复快。但不是所有患者都适合行腹腔镜手术，腹腔镜手术适用于肿瘤局限于肾包膜内，无周围组织侵犯以及无淋巴转移及静脉瘤栓的局限性肾癌患者，其疗效与开放手术相当。

什么是保留肾单位的肾癌手术？

保留肾单位的肾癌手术就是不把肾脏全部切除，在距肿瘤边缘 0.5～1.0cm 处切除肿瘤，主要适用于直径 4cm 以下的早期局限性肾癌。对于早期局限性肾癌，治疗效果同根治性肾切除术是一样的。

肾癌什么情况下采用放射治疗？

肾癌放射治疗多在以下情况采用：肿瘤局部复发、区域或远处淋巴结转移、骨骼、肺、脑转移的患者，姑息放疗可达到缓解疼痛、改善生存质量的目的；对于恶性程度较高或高分期肿瘤，术后放疗作为辅助治疗；对于不能手术的晚期患者，放疗可缓解血尿、疼痛等症状并延长生命。放疗方式主要采用三维适形放疗和调强适形放疗。

什么是肾动脉栓塞术？有何治疗作用？

肾动脉栓塞术是指通过经皮穿刺选择性肾动脉插管，注入栓塞物质，使肾动脉闭塞。对于不能耐受手术治疗的患者可作为缓解症状的一种姑息性治疗方法。巨大肾肿瘤术前肾动脉栓塞可能对减少术中出血、增加根治性手术机会有益。

肾癌已有转移了怎么办？

有转移的肾癌患者，如体能状态良好，应首选外科手术治疗，应争取患肾和转移灶同时或分期切除，可稳定病情或缓解症状，术后均辅以放疗、化疗、免疫治疗及生物靶向治疗等。选择姑息性肾切除术、肾动脉栓塞术亦可缓解症状、提高生存质量。

肾癌肺转移的临床表现主要有咳嗽、咯血或呼吸困难等，但不少病例并无症状，往往是常规胸片或 CT 检查时才被发现，孤立性肺转移宜作肺叶或楔叶切除；肾癌骨转移多伴内脏转移，预后差，应采用以内科治疗为主的综合治疗。

什么是肾癌的生物治疗？

生物治疗有二三十年的历史，主要以干扰素、白介素 2 等免疫治疗为主，生物治疗主要用于相对晚期的肾癌，手术切除以后做辅助治疗，或针对手术不能切除的病灶进行生物治疗，免疫治疗虽无直接抗肿瘤作用，但可以增强抗肿瘤能力，刺激人体自身免疫系统来抗癌，达到延长存活时间、提高生活质量的目的。治疗过程中要定期复查血常规和肝功能。

什么是肾癌的靶向治疗？

靶向治疗是近几年问世的一种治疗晚期癌症的新方法。肿瘤的生长依赖于肿瘤血管的生成和营养的供应，只有阻断了肿瘤新生血管的生成才能阻止肿瘤生长，让肿瘤组织坏死。靶向治疗药物具备这样的阻断作用，使肿瘤细胞特异性死亡，而不

肿瘤

会波及肿瘤周围的正常组织细胞，国内上市的与肾癌有关的靶向药物有多吉美，索坦等。

肾癌的靶向治疗效果如何？

靶向治疗针对比较高危的或者晚期的不能手术切除的肾癌转移病灶，可以通过靶向药物使肿瘤缩小，肿瘤消失，肿瘤稳定不发展，有效率能达到 70％～80％延长患者寿命。靶向治疗效果比生物治疗更有效。

肾癌的靶向治疗有副作用吗？

靶向治疗的副作用有几方面，一是手足综合症，手脚的皮肤干燥脱皮。还有一些病人出现高血压，还有腹泻，皮疹等。少数病人在不耐受的情况下可以停一段时间药或者是减量，等到副反应恢复以后去用药治疗。

肾癌的治疗效果如何？

早期的肾癌根治术后可以达到治愈，晚期或高危的病人极有可能出现转移，愈后会差一些，出现淋巴结转移或者肺部、肝脏、脑转移，这样的病人生存期平均 1 年。肾癌治疗效果 5 年生存率在 60％～70％，10 年的生存率也在 50％以上。

肾癌的治疗效果与哪些因素相关？

影响肾癌治疗效果的最主要因素是病理分期，此外，组织学分级、患者的行为状态评分、症状、肿瘤中是否有组织坏死、一些生化指标的异常和变化等因素也与肾癌治疗效果有关。

有学者认为，治疗效果与组织学类型有关，乳头状肾细胞癌和嫌色细胞癌的预后好于透明细胞癌，乳头状肾细胞癌Ⅰ型的预后好于Ⅱ型，集合管癌预后较透明细胞癌差。

肾癌术后需要定期门诊复查吗？

第一次复查可在术后 4～6 周进行，主要评估肾功能、身体恢复情况以及有无手术并发症。以后每 3 个月复查一次，尤其是在手术治疗 2 年内。复查的主要目的是检查是否有复发、转移和新生肿瘤。常规复查内容如下：

1. 病史询问。

2. 体格检查。

3. 血常规和血生化检查，术前检查异常的血生化指标，通常需要进一步复查。

4. 胸部 X 线片检查，发现异常的患者，建议行胸部 CT 扫描检查，了解肿瘤是否有肺转移。

5. 腹部超声检查，发现异常的患者需行腹部 CT 扫描检查。

如果 2 年内无复发、转移，复查的间隔时间可以相对延长。

大肠癌发病情况是怎样的？

大肠癌为结肠癌和直肠癌的总称，是常见的恶性肿瘤。其中直肠癌较常见，约占 60%。

全球恶性肿瘤发病情况的统计分析指出，大肠癌发病率在男性中居全部恶性肿瘤的第 2 位，女性为第 3 位。在亚洲，大肠癌的发病率呈快速上升趋势，发病率已接近西方国家。在我国，随着人民生活水平的不断提高，饮食习惯的改变，大肠癌发病率日趋增高，已跃居前 5 位。大肠癌与肺癌、乳腺癌、肝癌、食管癌、胃癌、宫颈癌和鼻咽癌列为我国现阶段重点防治的 8 大癌症，这 8 类癌症死亡率约占癌症死因的 80％以上。

2005 年中国大肠癌发病数和死亡数分别达 17.2 万和 9.9 万，已超过美国；男女发病率分别为 15.0/10 万和 9.7/10 万，死亡率分别为 8.6/10 万和 5.4/10 万，已成为我国最常见的恶性肿瘤之一。尽管外科技术有了迅猛发展，但大肠癌的手术治愈率和 5 年生存率始终徘徊在 50％左右。

大肠癌在不同地区的发病率有明显区别，欧美等地的发病率最高，非洲的发病率则非常低。我国虽属于低发区，但近年来大肠癌的发病率有上升趋势，且男性明显高于女性，约为 1.6∶1。

大肠癌有何特点？

1. 早期诊断率很低：一半以上的患者，一旦确诊，全部是中晚期。

2. 误诊率高：出血症状大多不会引起患者的重视，会当作痔疮治疗很长一段时间，造成病情的延误。

3. 确诊时间长：从有不适症状到经检查被确诊，整个时间约为 5～10 个月，直接导致了病情的延误。

大肠癌的发病原因是什么？

大肠癌的发病原因绝大多数与环境因素特别是饮食因素关

系密切。随着精细食品、动物脂肪和蛋白质的摄取量日益增多，蔬菜、水果等植物性食物摄入相对减少，加上饮食不规律、运动减少，抽烟、饮酒等不良生活习惯，导致身体无法吸取足够的膳食纤维，有毒物质长时间积聚在大肠内，从而导致癌症的发生。

大肠癌的发病机理是什么？

恶性肿瘤的发病机理尚未明确，有一种所谓的"损伤—过度修复"理论可以在这里跟大家简单介绍下：一般认为，如同一架机器，机体的组织脏器会在生命过程中出现损伤，当损伤出现的时候，机体具有自我修复的能力保证生命体的健康存活，但当这种损伤反复发作的时候，修复就脱离了机体的调控，也就是说当修复成为一种习惯，就形成了恶性肿瘤。因此，恶性肿瘤的发生需要以下三个条件：

1. 机体局部出现损伤：正常的机体损耗或者是炎症、外伤等良性疾病。

2. 存在帮凶：使得这种损伤无法愈合而反复发作。

3. 长时间：一般认为是 10 年。

大肠癌的综合防治包括哪些？

美国政府已强制要求年龄在 40～50 岁人群每年定期到医院检查，力求早期发现、降低大肠癌的死亡率。同时，欧洲以及亚洲的日本、韩国、我国的台湾等均把大肠癌的定期普查作为重点工作。

大肠癌的综合防治包括大肠癌的癌前病变的研究、早期诊断以及在合理手术治疗的基础上辅助以化疗、放疗、中医药治疗等在内的一系列综合治疗手段，是在个体化治疗原则下，充分发挥各种治疗手段的综合优势，争取最大的治疗效果。

降低大肠癌的发病率；提高大肠癌患者生存率；提高大肠癌患者的生活质量；降低大肠癌的医疗资源消耗。

大肠癌有哪些高危人群？

大肠癌的高危人群指至少具有以下特征之一的人群：

1. 具有家族史；

2. 患有相关的良性疾病（肠道慢性炎症溃疡性结肠炎血吸虫病，息肉，等）；

3. 发生癌前病变（大肠腺瘤息肉）；

4. 具有不良嗜好（二高一低饮食）。

怎样减低大肠癌的发病率？

大肠腺瘤是大肠癌的癌前病变，80%以上的大肠癌来源于腺瘤恶变，肠镜下腺瘤摘除可降低76%～90%的大肠癌发病率。从大肠癌的癌前病变发展到早期癌需5～10年的时间，建立完整的大肠癌早诊体系，可以检出更多的大肠癌癌前病变，对大肠腺瘤恶变倾向的标志性基因参数的确定及其切除后随访的研究，可以阻断大肠腺瘤向大肠癌的转化，降低大肠癌的发病率。

大肠癌的监测手段有哪些？

1. 大便潜血检查；

2. 粪便脱落细胞检查；

3. 肠镜检查。

怎样预防大肠癌？

少食腌制品，不吃隔夜饭，多吃富含纤维素的食物，有助于预防大肠癌。日常生活中，要控制体重，有规律地参与体力活动。戒烟限酒，防止烟草中的二甲基胫大量沉积诱发肿瘤。而酒精则可能通过改变人们的饮食习惯，增加致癌风险。

还要提防便秘。若饮食及生活方式无大变化，排便习惯明显改变，如排便次数增多、大便带血、粪条变细或羊粪样便、排便不尽感等，应及时就诊。

大肠癌会引起贫血吗？

大肠癌本身生需要大量的营养物质，从而造成的对营养物质掠夺性消耗，犹如"寄生"在体内的寄生虫毫不客气地汲取我们的营养，使造血原料消耗过多而导致贫血的发生。其次，大肠癌引起的人体摄入障碍和胃肠道紊乱导致造血原料来源不足，这就是患者常常会有茶不思饭不想的症状，而大肠癌患者本身又需要丰富的营养，不能正常饮食，就会限制营养的摄入，这势必就会导致贫血。

此外，大肠癌表面黏膜发生糜烂、溃疡出血引起的长期慢性失血，这是导致贫血发生的主要原因，但由于这种慢性失血比较隐蔽，不易被患者发觉，此时只要取点大便做个粪便隐血试验就可以发现这种失血了。少数情况下肿瘤也可直接侵蚀血管造成血管损伤破裂引起的急性失血引起贫血，此

肿

瘤

151

时大多表现为肉眼可见的血便，患者也容易发现。晚期大肠癌可转移至骨髓，直接对造血系统造成破坏，从而使骨髓造血储备功能降低，造血的"发源地"出现危机而导致贫血发生。当发生贫血时患者常感到疲乏、困倦、软弱无力，当贫血程度严重时可出现心悸、气短、头痛、头晕、耳鸣及注意力不集中等表现。

结肠镜在大肠癌诊断中的作用是什么？

电子纤维结肠镜（简称结肠镜）是内窥镜的一种，结肠镜检查是现代医学诊断和治疗大肠疾病的重要方法之一。该方法可以在直视下了解疾病的部位、病灶的大小、甚至病变的性质，对早期发现病变，尤其是早期发现大肠癌，癌前病变等有极大的价值。

大肠癌的治疗现状是什么？

近些年来国内外很多专家学者采用大肠癌的综合诊治手段对大肠癌治疗方案进行不断的探索与改进，主要包括大肠癌的早期诊断以及以手术治疗为主并辅助以化疗、放疗、中医药治疗等在内的一系列综合治疗手段，这些方法的综合运用在提高大肠癌防治效果中取得了可喜的成果。

大肠癌的治疗以手术切除癌肿为首选，辅之以放射治疗、化疗药物治疗及中医药治疗等。早期大肠癌采用经内镜下切除治疗，可取得较好疗效。

1. 手术、放疗、化疗、免疫及中医药综合治疗，治疗后应定期复查，预防复发。

2. 对直肠癌术后造瘘病人，要解除为难情绪，如能控制好情绪，一般均能像正常人一样生活。

大肠癌的手术治疗有哪些？

同其他所有肿瘤一样，早期发现并及时治疗是改善大肠癌患者预后的关键。手术切除是大肠癌根治的唯一方法，也是提高生存率的方法，而早期大肠癌患者预后和生存质量较好，其治疗的 5 年生存率与早期发现至关重要。大肠癌的 5 年生存率平均为 44%。

早期患者常因为无症状或症状不典型而被忽视和延误诊治，而且早期诊断的方法也不多，所以，临床就诊患者以中晚期为主。

早期大肠癌的内窥镜微创治疗技术怎样？

大肠癌的早诊可以更多地筛选出早期大肠癌和大肠癌的癌前病变，对于大肠腺瘤，可采用常规的腔镜下电切，对于早期大肠癌如腺瘤可疑恶变或局灶恶变等病例，可以一次性完整切除任何大小、形状以及无论是否有溃疡的早期癌病灶，切除深度可包括黏膜全层、黏膜肌层及大部分黏膜下层，整块切除能够减少病灶残留及癌症的复发，达到对早期大肠癌根治性切除的目的。内窥镜微创治疗在治疗效果上与传统手术一致，但能减轻患者的身体、精神及经济负担，提高患者生存质量。

腹腔镜在大肠癌治疗中的作用有哪些？

腹腔镜是外科治疗大肠癌中的新方法和新手段。与常规的开腹手术相比具有同等疗效，但对于病人而言具有痛苦小、术

肿

瘤

153

后恢复快等特点。

腹腔镜大肠手术已被证明是一个安全的手术，目前国外5％～10％的大肠手术是在腹腔镜下完成的。几乎所有的传统开放大肠手术均可应用腹腔镜技术完成，腹腔镜大肠手术的失血量低，平均住院时间短，且疼痛程度明显减轻。腹腔镜大肠癌的手术适应证与开腹手术大致相同，适用于早期和进展期大肠癌。

低位直肠癌的保肛手术有哪些优点？

传统的经腹会阴直肠癌根治术须切除肛门，并要做永久性的腹壁结肠造瘘，给患者的精神、心理造成巨大伤害及生活极度的不适，有的患者甚至因此而拒绝手术。低位直肠癌保肛手术强调保留肛门的排便功能，因此能够显著提高患者术后的生活质量，因而成为直肠癌外科治疗的重点之一，并且已获得相当大的进展。随着人类社会的发展，随着病理学分期、术前的正确评价、影像学技术以及外科技术的进步，分子生物学，尤其是新近出现的分子标记物将会更好地帮助我们提高直肠癌的早期诊断率，以利于施行局部切除和保留肛门的手术。

大肠癌的腹腔镜微创治疗技术是什么？

腹腔镜技术应用于直肠癌保肛手术的基本原则事实上就是遵循与开腹手术相同的肿瘤根治原则。目前虽有临床研究结果提示腹腔镜直肠癌根治手术在可行性、安全性、肿瘤根治性以及近、远期疗效方面可以达到令人满意的结果，但通过对国内外腹腔镜直肠癌手术一些相关的循证医学证据进行收集与评价后，发现目前的证据仍停留在级别较低的非随机临床研究或缺乏对照的临床研究，尚缺乏作为Ⅰ级证据的前瞻性随机对照临床研究（RCT）。而腹腔镜直肠癌根治手术术后生命质量、远期疗效、卫生经济学评价将是今后需要探讨的重要目标。

什么是大肠癌的综合治疗？

大肠癌的诊疗从外科走向多学科，成立大肠癌多学科综合治疗中心，整合各科的优势医疗资源取长补短，已经成为提高大肠癌治疗效果的重要手段。其中发展最快的要属大肠癌的靶向治疗，而寻找新的更特异的靶点的研究，也就自然成了大肠癌研究的热门课题之一。

化疗和放疗一直都是直肠癌的重要治疗方法，新辅助放化疗具有病理降期的作用，使得一些不能手术的病人降期后可以进行手术，提高了局部进展期低位直肠癌的根切率和保肛率，进一步降低了局部复发率和总复发率，减少对血管、神经和淋巴管的侵犯，并明显提高了无瘤生存率和总生存率。

另外，中西医结合治疗大肠癌，是我国肿瘤治疗领域的一大特色。尤其是中药在减少放化疗不良反应等方面起着重要作用。

大肠癌的新辅助放化疗的作用是什么？

大肠癌的新辅助放疗联合化疗的主要作用在于实现病理降期。与单纯手术相比，术前放疗或术后放疗均能降低局部复发风险及癌症相关死亡率。新辅助放化疗的开展是为了配合大肠癌的外科治疗，提高局部进展期低位直肠癌的根切率和保肛

肿瘤

率，进一步降低局部复发率和总复发率，减少对血管、神经和淋巴管的侵犯，明显提高无瘤生存率和总生存率。

中药可辅助治疗大肠癌吗？

中医的辨证施治对减少复发和转移、增强化疗效果以及减少不良反应等方面均起着重要作用。

中药可对受损肠黏膜起到修复作用，因而可以明显减少放化疗的心脏毒性和胃肠毒性，提高生存质量，保证放化疗方案的顺利进行，从而最大限度地提高患者的治疗效果，降低治疗相关病死率。中药可预防对抗肿瘤药物毒副作用。

怎样提高大肠癌的生存率？

从早期癌发展到进展期癌约 2～5 年的时间，目前大肠癌术后 5 年生存率徘徊在 50% 左右。大肠癌早诊体系的建立，使得更多的早期大肠癌得到诊断，减低病死率，提高生存率；同时，大肠癌的综合治疗对提高手术治疗效果，减少肿瘤局部复发及远处转移，提高 5 年生存率均有重要意义。

怎样提高大肠癌生存质量？

随着直肠癌治疗水平的提高，直肠癌患者已不满足于仅仅维持生命，而更注重生存质量的提高，要求早期不影响胃肠功能，进展期保留肛门的患者逐年增加。医生在尽善尽美地切除肿瘤的同时，还需要关注患者术后的功能恢复，关注他们能不能融入家庭、融入社会。大肠腺瘤的腔镜下电切术，早期大肠癌的腔镜下辅助切除术，以及低位直肠癌的保肛手术使得术后病人的生存状况得到了极大的改善，提高生存质量。

大肠癌与大肠息肉有什么区别？

息肉是从肠黏膜上长出来的一种赘生物，大小、形状、数目、部位各异。患者中 40 岁以上的中老年人较多，随着年龄的增加息肉也在增多，依靠结肠镜即可确诊此病。息肉究其来源主要分为腺瘤性和增生（炎症）性两大类。目前研究得知，腺瘤性息肉尤其是多发性的和直径大于 1cm 的腺瘤性息肉癌变危险性较大，被称为大肠癌的癌前病变，必须摘除干净；即便已经根治了腺瘤性息肉的患者，也要定期复查，以观察是否复发。

大肠癌与便血有何关系？

便血是一种很常见的消化道疾病的症状，常常被人忽略，殊不知，便血可能是大肠癌的一种信号，尤其是上了年纪的人，千万不能对便血掉以轻心。

大便带血不等于就是患上了大肠癌，因为便血可见于其他很多消化道疾病，如痔疮、息肉等。痔疮的便血常是鲜红的，不与粪便相混而附于粪块表面，也可表现为大便前后的滴血，严重的是喷射状，多在大便秘结时发生。息肉的便血无不适感，粪质正常，血常附于粪块表面。大肠癌的便血表现为持续性、慢性带黏液血便，与粪便混在一起，便意频频，有时只解出一些血或黏液而无粪便。

大肠癌会遗传吗？

随着流行病学研究的深入，大肠癌与遗传相关的证据越来

肿瘤

越多，人们发现在一些人群及家庭中，存在着大肠癌的家族聚集性。肿瘤细胞分子生物学的研究也逐渐证实在这些家庭成员中存在抑癌基因杂合性丢失的现象。这种现象使得这些人群的机体细胞要比其他人更加容易在致癌因素和促癌因素的多重作用下发生癌变。尽管对遗传基因的研究目前已取得了很大进展，但更多的研究表明大肠癌是一种多原因、多阶段和多次突变所致的多因子疾病，绝不仅仅是某单一内在因素（如遗传基因缺陷等）或单一外在因素（如致癌环境等）单独引起，而是多种因素交替、交互作用的结果。应当说在遗传因素与致癌因素、促癌因素的多重作用下，最终形成了癌变。

大肠癌的并发症有哪些？

肠梗阻

肿瘤增大可致肠腔狭窄，肠内容物通过障碍，而导致机械性肠梗阻。但在临床上肿瘤性急性肠梗阻并非是因肿瘤增生完全阻塞肠腔所致，在很多情况下是在肿瘤造成严重狭窄的基础上，局部发生炎性水肿、食物堵塞或肠道准备给予甘露醇等诱发。主要表现为腹痛、腹胀、肛门停止排气排便、呕吐等。

肠穿孔

常见穿孔的原因：①肿瘤致肠梗阻，其穿孔的部位往往不是肿瘤所在部位，而是肿瘤所致梗阻的近端。②溃疡型和浸润型的癌肿，可无肠梗阻存在，而是因肿瘤的不断生长、癌中心部营养障碍，发生组织坏死、破溃、脱落而致肠穿孔。③因肿瘤浸润性生长与周围脏器如膀胱、子宫、小肠、阴道等产生粘连，当癌灶中心坏死，脱落，可穿透到受累邻近器官内而形成内瘘。

出　血

急性大出血是大肠癌较少见的并发症。临床短时间内一次或反复多次大量鲜或暗红色血便，出血量往往超过 1 000ml 以上，导致心率增快、血压下降、肢冷、尿量减少甚至休克等一系列症状，常危及生命。

肿瘤阻塞

当肿瘤长至相当体积或浸润肠壁肌层时，可引起肠管狭窄，肠腔变小，肠内容通过受阻，引起肠膨胀、体液丢失、电解质紊乱、感染和毒血症。

神经痛

肿瘤浸润或压迫坐骨神经或闭孔神经根（腰骶丛）时还可出现坐骨神经痛或闭孔神经痛。

结肠镜检查前需做哪些准备？

一些患者在进行结肠镜检查时肠道内有大量粪便未排干净，这些粪便粘覆在肠壁上既影响医生对病变的观察和诊断，也影响医生的操作，给结肠镜检查带来一定的危险性，容易造成肠穿孔，所以患者在检查前一定要做好肠道准备。具体要做哪些准备呢？

1. 饮食准备：检查前应进低脂、细软、少渣的半流质饮食 1～2 天，检查当天早餐应禁食，若不耐饥饿者可饮糖水或静脉注射 50％葡萄糖。

2. 清洁肠道：这一步是最重要的，于检查前 8～10 小时（即晚睡前）口服蓖麻油 30ml；在检查前 3～4 小时，口服洗肠剂三包，每包溶入 1 000ml 凉开水中，在 30～60 分钟饮完 3 000～3 500ml（速度越快越好），通常饮完 1 000～2 000ml 即开始排便，直至排出清水即可检查，本法优点是方便，肠黏膜无炎性反应。

3. 检查时医生会通过结肠镜向肠腔内注入一定量气体便于观察。由于结肠结构迂回曲折，检查过程中被检查者可能有不同程度的胀痛或牵拉感觉，只要被检者能够镇定地按照医生的嘱咐积极配合，绝大多数人可耐受并完成检查。对于过分紧张或高度肠痉挛的受检者，则需要使用镇静剂或解痉药物。

大肠癌术前做哪些准备?

大肠癌因产生位置的不同，其病征特点各有其特殊性。目前有效应对大肠癌的措施越来越多，大肠癌病者的生存期也有所延长。大肠癌是最广泛的消化部恶性癌肿之一。其临床诊断广泛血便或黏液脓血便，大便外形或习惯产生变化，腹痛，腹部包块等。

大肠癌患者手术前的准备如下:

饮食

宜进高蛋白、高热量、高维生素、易于消化的营养丰富的少渣肿瘤饮食，以补充机体的抵抗力；忌辛辣、坚硬食品，减少对肠道的刺激。

临床诊断检查

除筹备好直肠指检和直肠镜检外，患者还要履行心、肺、肝、肾等脏器的功效临床诊断检查。

肠道筹备

可减少或避免术中污染、肿瘤术后沾染，补充肿瘤手术的成功率。

1. 手术前 2 天给足够的流质，每日 4～5 餐，量约 300～500ml，如稀饭、蒸蛋、菜汤、藕粉等，以减少粪便，干净肠道，有阻塞的患者应禁食。

2. 手术前 3 天口服灭滴灵、庆大霉素等，每日 3 次，饭后服用。其作用是克制肠道细菌、预防患者护理肿瘤术后沾染。由于肠道在应用抑菌剂时对维生素 K 接收障碍，故同时要口服维生素 K。

3. 缓泻剂的应用在无阻塞的情况下，手术前晚需口服蓖麻油等缓泻剂。

4. 手术前晚 8：00 和术晨 6：00 干净灌肠，直至无粪渣为止，灌肠时患者左侧卧位，中途有腹胀或便急时，嘱其作深呼吸。灌毕不适合立即排便，保存 10～15 分钟。灌肠途中，如呈现激烈腹痛、面色苍白、出冷汗等，立即结束。

5. 胃肠减压。插胃管行胃肠减压。

泌尿道筹备

术晨留置气囊导尿管，防止术中误伤输尿管或膀胱，同时防止直肠癌肿瘤术后膀胱后倾导至尿潴留或因麻醉、肿瘤手术刺激盆腔神经引起反射性克制而致排尿艰苦，通常于肿瘤术后7 天拔除。

大肠癌的术后怎样护理？

通常在手术后 24～48 小时内禁食，一般由静脉输液补充基本热量，直至肠功能恢复肛门排气后，可试饮少量温开水或葡萄糖饮料。

手术后 3～4 天可进少量清流质（无渣）饮食 50 毫升左右，每天 6～7 餐。

手术后 4～5 天可进半量清流质（无渣）饮食，逐步增加至 100～200 毫升，也可以通过胃肠置留管滴入 5％浓度的素膳食。

手术后 5～6 天可进普通流质（少渣）饮食；手术后 7 天左右进少量少渣半流质饮食，以后可视病人的具体情况逐渐增加膳食的质和量。

不论流质、半流质饮食，还是普通饮食，应坚持在消化和吸收允许的情况下，补充蛋白质、维生素和其他营养素的原则，既要补充营养以恢复病人的健康，又要在提供饮食的过程中减轻胃肠的负担。

手术后的病人，都应在饮食中补足维生素丰富的食物，可选果汁和菜汤饮用。

术后的病人常常厌油腻的食物。虽然补充脂肪对手术后的病人也很重要，但为了防止破坏病人的胃口，饮食宜清淡少油。

加强体育锻炼，增强体质，提高耐寒能力和机体抵抗力。

结肠癌造瘘术易出现哪些并发症？

结肠造瘘术是大肠外科常见的术式，主要用于直肠癌的miles手术（腹会阴联合直肠癌根治术）及结肠癌晚期远端梗阻又难以被手术切除者的治疗。术后常出现各式各样的并发症，如术后早期出现造瘘口处出血、坏死，术后中远期出现的造瘘口肠管脱垂、造瘘疝、造瘘口狭窄、造瘘口肠管回缩、造瘘处皮肤黏膜分离等。主要原因为手术操作不当及护理方法不科学。术前肿瘤占位致肠梗阻，肠管水肿膨胀；术中肠管过度牵拉，肿瘤侵犯；术后全身处于蛋白消耗期，低蛋白血症等。

术后尽早下床活动好吗？

手术后若无禁忌症，病人应尽早开始活动，并逐渐增加活动范围和活动量。术后尽早下床活动可以促进身体各部机能的恢复。早期离床活动可以增加肺的通气量，有利于气管分泌物的排出，减少肺部并发症，促进血液循环，防止静脉血栓形成，避免肢体肌肉发生废用性萎缩，促进肠蠕动功能早日恢复，减少腹胀，增进食欲，利于病人排尿，防止尿潴留。往往有的病人对早期离床活动顾虑重重，怕引起伤口痛，怕伤口裂开等，应清除思想顾虑，尽早活动。

大肠癌化疗常见神经毒性反应怎么办？

是结肠癌、直肠癌术后及转移患者化疗的首选药物——草酸铂，为双氨基环己烷铂类化合物，属烷化剂，是第三代铂类抗肿瘤药物，主要作用机制为通过与 DNA 形成加合物抑制细胞增殖。最常见的毒副作用是剂量限制毒性，蓄积性、可逆转的外周神经毒性，主要表现为感觉异常或感觉迟钝，遇冷加重，发生率为 82%。

外周感觉障碍或感觉异常

草酸铂最常见的急性副作用是外周神经病变，其特点为手足或口周感觉异常迟钝，遇冷加重，应告知患者出现手足麻木时勿紧张，建议戴手套，及时报告医生给予营养神经的药物如维生素 B_6，保持室温不低于 22℃，化疗期间 1 周内，禁用冷水洗手洗脸，水温应在 40℃ 左右。在化疗及化疗过程中向患者不断强调保暖的重要性，引起患者的重视，配合落实各项防寒措施。

神经系统的运动障碍

主要表现在肌张力降低、腱反射减弱、肢端痉挛、精细动作障碍，寒冷同样是诱发其加重的因素。因此，对于应用草酸铂的患者，1 周内应限制其体力劳动，户外活动必须有人陪同，避免摔伤。

咽喉部感觉障碍

虽然咽喉部神经毒性发生率较低，但仍应该引起足够的重视。它的主要表现为呼吸困难、吞咽困难、喉痉挛，一旦出现症状加重，首先稳定患者的情绪，给予保暖，其次给予吸氧、镇静、抗组胺药和支气管扩张剂，症状会迅速缓解。开始化疗前，跟患者交代，静滴草酸铂前 1 小时开始禁食，饮用不低于 40℃的开水，化疗用药后 12 小时内避免进食过热、酸辣刺激食物，1 周内避免生、冷食物，水果用热水浸泡后食用，用温水刷牙、漱口。

药物干预

在单独或联合用药时，由于草酸铂与氯化钠的碱性溶液，特别是替加氟之间存在配伍禁忌，因此应避免与上述制剂混合使用，前后用 5%葡萄糖冲管，用 L-OHP 后进行静脉冲洗和输注过程避免接触铝制品，控制输注时间大于 4 小时。如果发生静脉炎，禁止用硫酸镁冷湿敷，可用醋酸氟轻松软膏沿血管走向及周围皮肤涂抹。

大肠癌放疗的不良反应有哪些，如何处理？

直肠癌放疗并发症的发生与照射体积、分割方式、总剂量、射线能量、放疗技术等因素有关。常见的放疗急性不良反应为腹痛、腹泻、里急后重、食欲不振、恶心等。其中以腹泻最常见，与化疗同时联合应用时发生率会显著增加。晚期不良反应发生在放疗结束六个月后，并不多见，可有单纯肛门炎、直肠出血、会阴瘢痕硬化、小肠梗阻、粘连、穿孔，多数不须行外科手术治疗，一方面随着时间的延续可逐渐缓解，另外可通过对症处理减轻症状。在临床治疗中可采取一些措施，以达到尽量减少不良反应发生的目的。如通过适度遮挡正常组织减少照射体积，采用常规分割方式，避免单次大剂量、减少照射次数的分割模式造成严重的晚期并发症，以等中心同一天多野照射技术避免正常组织受量过高，避免放疗总剂量过高等。

大肠癌肿瘤标记物监测有何意义？

近年来，大肠癌的手术有了长足的进步，但生存率仍无显著提高，其主要原因是癌肿术后复发率较高，是导致患者死亡的主要原因之一。大肠癌术后复发以血源性转移所致的肝脏转移较为多见，其次为盆腔淋巴结复发，局部复发少见。尽管目前超声内镜（EUS）和CT等检查对大肠癌术后复发的诊断不可否认，但血清肿瘤标记物检查由于方便、快速、无创，患者易于接受，已成为最方便、且被最广泛应用于辅助临床诊断的方法。

常见肿瘤标记物糖类抗原癌胚抗原（CEA）、糖类抗原199（CA199）、癌抗原125（CA125）等。这些肿瘤标记物任一种对肿瘤均缺乏特异性，一种肿瘤则可以有多种肿瘤标记物的升高。CEA是较早被临床应用的肿瘤标记物，最早从结肠癌组织中检测到，随后的研究发现其在多种消化系统肿瘤中都有不同程度的升高，其阳性率与肿瘤分期、转移、复发等因素密切相关。一直以来，肿瘤标记物CEA、CA199和CA125作为大肠癌术后随访、预测复发的常用指标，并且三者的联合检测可能更有意义。总之，联合肿瘤免疫标记物检测在诊断早期大肠癌术后复发是一个很有价值、值得选择的随访检查手段，有助于减少漏诊和误诊。

结直肠癌常用靶向药物有哪些？

目前，结直肠癌领域常用的靶向药物包括：以表皮生长因子受体（EGFR）为靶点和以血管内皮生长因子（VEGF）为靶点的两类药物，具体包括贝伐珠单抗、西妥昔单抗和帕尼单抗。

大肠癌可转移到哪些部位？

大肠癌最容易发生的局部浸润和转移，首先是盆腔和腹腔的淋巴结，最喜欢转移的器官是肝脏和肺。做 B 超能很好地发现肝脏的转移灶以及腹腔和盆腔的淋巴结，如果有异常，应该再做 CT 检查，常规的胸部 X 平片可以发现大多数的肺脏转移灶，如果出现头痛、头晕、呕吐了，那么就要怀疑是否转移到脑子里了，做个颅脑 CT 就可以明确了。

1. 肺——胸部平片、必要时胸部 CT；
2. 肝及其他腹腔脏器——B 超、必要时 CT；
3. 腹腔淋巴结——B 超、腹部 CT；
4. 头部——头颅 CT、必要时核磁扫描；
5. 骨髓——骨扫描、局部平片、磁共振。

什么是姑息治疗？

恶性肿瘤的治疗根据治疗目的的不同，分为抗肿瘤治疗和姑息治疗两种方法。抗肿瘤治疗又称临床肿瘤学，它把焦点放在疾病本身的治疗上，如手术、放疗、化疗等，以根治肿瘤或使肿瘤缩小、最终以生存期延长为目的。目前抗肿瘤治疗处于肿瘤治疗的绝对主导地位。肿瘤的姑息治疗又称肿瘤姑息治疗学，属于姑息医学范畴。姑息学是一门临床学科，通过早期识别、积极评估、控制疼痛和治疗其他痛苦症状，包括躯体、社会心理和宗教的（心灵的）困扰，来预防和缓解身心痛苦，从而改善面临威胁生命疾病的患者和他们的亲人的生命质量。肿瘤的姑息治疗的焦点放在缓解人的症状方面，把减轻整个人的痛苦作为目标，把由癌症造成的痛苦减低到最小程度，以缓解肿瘤伴发的各种症状、改善肿瘤患者的生存状态、使患者尽量能像正常人一样生活为目的。

　　医学界传统的观念认为，肿瘤患者在早、中期应该接受抗肿瘤治疗，而仅在晚期肿瘤才应接受姑息治疗。随着社会的进步和医疗水平的提高，对姑息医疗严格限制在肿瘤晚期的观念已经被颠覆。新的理念认为：与肿瘤的病情、病期无关，即从患者被诊断为癌症时开始的整个疗养过程中，任何时候都可以接受姑息治疗；不论病期的早晚，癌症疼痛都应积极治疗；对手术、化疗、放疗副作用的处理也是姑息治疗的内容；伴随肿瘤增长及远处转移的各种全身症状的治疗，以及患者的失落感、不安、失眠等精神及心理异常的治疗更是姑息治疗的重要内容。

　　在恶性肿瘤的整个治疗过程中，抗肿瘤治疗与姑息治疗不应该仅仅是各自独立地、续贯地进行，而应该把抗肿瘤治疗和姑息治疗有机地结合起来，把两者摆在连续、无缝隙、无盲点的地位。即姑息治疗不单单是手术及抗癌药等积极治疗效果欠佳时才应用，而是贯穿于整体治疗的各个时期，只要有对姑息治疗需求，就应该把姑息治疗吸收进来加以应用。在进行姑息治疗的过程中，如果患者的病情需要，而且全身状况允许，也可以给予一定程度的抗肿瘤治疗。

大肠癌术后多久复查一次？

　　一般要在术后2年内隔3～6个月检查一次；2～4年内每年检查一次；无异常发现者每2年检查一次，直至终身。检查项目包括：

    （1）肛门指检；

    （2）大便隐血试验；

    （3）胸正侧位 X 线照片；

    （4）肠镜检查；

    （5）B 超检查；

    （6）CT 检查；

    （7）血常规、生化、肝功能；

    （8）CEA、CA19-9（糖抗体 19-9）。

大肠癌食疗有哪些？

肉桂芝麻煲猪大肠

肉桂 50 克，黑芝麻 60 克，猪大肠约 30cm。猪大肠洗净后将肉桂和芝麻装入大肠内，两头扎紧，加清水适量煮熟，去肉桂和黑芝麻，调味后即成。饮汤吃肠，此膳外提中气，下腹胀，大便频者可选用。

大黄槐花蜜饮

原料：生大黄 4 克，槐花 30 克，蜂蜜 15 克，绿茶 2 克。

制法：先将生大黄拣杂，洗净，晾干或晒干，切成片，放入砂锅，加水适量，煎煮 5 分钟，去渣，留汁，待用。锅中加槐花、茶叶，加清水适量，煮沸，倒入生大黄煎汁，离火，稍凉，趁温热时，调拌入蜂蜜即成。

用法：早晚 2 次分服。

功效：清热解毒，凉血止血。本食疗方适用于大肠癌患者引起的便血，以及癌术后便血等症。

马齿苋槐花粥

原料：鲜马齿苋 100 克，槐花 30 克，粳米 100 克，红糖

20 克。

制法：先将鲜马齿苋拣杂，洗净，入沸水锅中焯软，捞出，码齐，切成碎末，备用。将槐花拣杂，洗净，晾干或晒干，研成极细末，待用。粳米淘洗干净，放入砂锅，加水适量，大火煮沸，改用小火煨煮成稀粥，粥将成时，兑入槐花细末，并加入马齿苋碎末及红糖，再用小火煨煮至沸，即成。

用法：早晚 2 次分服。

功效：槐花性凉味苦，有清热凉血、清肝泻火、止血的作用。本食疗方适用于大肠癌患者引起的便血，血色鲜红者。